愛着障害

子ども時代を引きずる人々

岡田尊司

光文社新書

はじめに――本当の問題は「発達」よりも「愛着」にあった

人間が幸福に生きていくうえで、もっとも大切なもの――それは安定した愛着である。愛着とは、人と人との絆《きずな》を結ぶ能力であり、人格のもっとも土台の部分を形造っている。人はそれぞれ特有の愛着スタイルをもっていて、どういう愛着スタイルをもつかにより、対人関係や愛情生活だけでなく、仕事の仕方や人生に対する姿勢まで大きく左右されるのである。

安定した愛着スタイルをもつことができた人は、対人関係においても、仕事においても、高い適応力を示す。人とうまくやっていくだけでなく、深い信頼関係を築き、それを長年にわたって維持していくことで、大きな人生の果実を手に入れやすい。どんな相手に対してもきちんと自分を主張し、同時に不要な衝突や孤立を避けることができる。困ったときは助けを求め、自分の身を上手に守ることで、ストレスからうつになることも少ない。人に受けいれられ、人を受けいれることで、成功のチャンスをつかみ、それを発展させていきやすい。

従来、愛着の問題は、子どもの問題、それも特殊で悲惨な家庭環境で育った子どもの問題として扱われることが多かった。しかし、近年は、一般の子どもにも当てはまるだけでなく、大人にも広くみられる問題だと考えられるようになっている。しかも、今日《こんにち》、社会問題となっているさまざまな困難や障害に関わっていることが明らかとなってきたのである。

たとえば、うつや不安障害、アルコールや薬物、ギャンブルなどの依存症、境界性パーソナリティ障害や過食症といった現代社会を特徴づける精神的なトラブルの多くにおいて、その要因やリスク・ファクターになっているばかりか、離婚や家庭の崩壊、虐待やネグレクト、結婚や子どもをもつことの回避、社会に出ることへの拒否、非行や犯罪といったさまざまな問題の背景の重要なファクターとしても、クローズアップされているのである。

さらに、昨今、「発達障害」ということが盛んに言われ、それが子どもだけでなく、大人にも少なくないことが知られるようになっているが、この発達の問題の背景には、実は、かなりの割合で愛着の問題が関係しているのである。実際、愛着障害が、発達障害として診断されているケースも多い。

筆者は、パーソナリティ障害や発達障害を抱えた若者の治療に、長年にわたって関わってきた。その根底にある問題として常々感じてきたことは、どういう愛情環境、養育環境で育ったのかということが、パーソナリティ障害は言うまでもなく、発達障害として扱われているケースの多くにも、少なからず影響しているということである。困難なケースほど、愛着の問題が絡まっており、そのことで症状が複雑化し、対処しにくくなっている。

愛着が、その後の発達や、人格形成の土台となることを考えれば、至極当然のことだろう。どういう愛着が育《はぐく》まれるかということは、先天的にもって生まれた遺伝的要因に勝るとも劣らないほどの影響を、その人の一生に及ぼすのである。その意味で、愛着スタイルは、「第二の遺伝子」と言えるほどなのである。

パーソナリティ障害や発達障害について、ある程度の知識をおもちの方も、愛着という視点が加わることで、パーソナリティや発達の問題について、さらに理解が深まることと思う。直面している困難の正体が、いっそうはっきりとみえてくるに違いない。

だが、愛着の問題は、一部の人の特別な問題ではない。ほとんどの人に広く当てはまる問題でもある。

なぜ、人に気ばかりつかってしまうのか。なぜ自分をさらけ出すことに臆病《おくびょう》になってしまうのか。なぜ、人と交わることを心から楽しめないのか。なぜ、本心を抑えてでも相手に合わせてしまうのか。なぜ、いつも醒《さ》めていて何事にも本気になれないのか。なぜ、拒否されたり傷つくことに敏感になってしまうのか。なぜ、損だとわかっていて意地を張ってしまうのか。

愛着の安定性や様式は、対人関係のスタイルや親密さの求め方だけでなく、その人の生き方や関心、恋愛や子育ての仕方、ストレスに対する耐性や生涯の健康にまで関わっている。意識しないところで、知らずしらずその人の心理と行動を支配しているのである。他の生き方もできたはずなのに、なぜ、この生き方をしてきたのか。その疑問は、その人の愛着の特性を理解したとき、氷解するだろう。

新たな認識と自覚を踏まえたうえで、どうすれば人生がもっと生きやすく実り豊かなものになるのか、どうすれば今抱えているさまざまな問題を良い方向に解決していけるのか、どうすればもっと幸福な人生に近づいていくことができるか。その問題を、もっとも根本的なところで左右するのが、愛着の傷をいかに克服し、安定した愛着スタイルをもつことができるか、不安定な部分をいかに補えるかなのである。そのために必要なこと、できること、ヒントになることをお伝えしたい。

また、医療や福祉、教育などの領域で、さまざまな問題を抱えたケースに関わっている専門家の方には、パーソナリティ障害や発達障害を抱えた人の支援において、これまで欠落しがちであった視点を提供したいと思う。パーソナリティ障害や、複雑化した発達障害を改善し、うまく対処していくためには、愛着という視点が是非とも必要である。うつや不安障害、依存症など、従来の疾患概念で捉えられている状態でも、通常の治療や対処では改善しにくいケースほど、愛着の問題が絡んでいることが多い。ある意味、これまでの働きかけがうまく機能してこなかったとすれば、この視点が抜け落ちていたことによるのかもしれない。

実際、本論を読み進めていくなかで、これまでの疾患概念で捉えきれなかった、不可解で対処が難しいとされる状態の多くが、愛着の障害に由来したものであることを理解されるだろう。愛着という視点をもつことが、問題をより立体的な奥行きで把握《はあく》し、本当の意味での回復をもたらすうえで大事なヒントを与えてくれるだろう。

目次

たのは／ほどよい距離がとれない／傷つきやすく、ネガティブな反応を起こしやすい／ストレスに脆く、うつや心身症になりやすい／非機能的な怒りにとらわれやすい／過去にとらわれたり、過剰反応しやすい／「全か無か」になりやすい／全体より部分にとらわれやすい／川端の初恋／ヘミングウェイと闘牛／意地っ張りで、こだわりやすい／発達の問題を生じやすい／発達障害と診断されることも少なくない／自分を活かすのが下手／キャリアの積み方も場当たり的／依存しやすく過食や万引きも／ヘミングウェイと依存症、うつ／青年期に躓きやすい／子育てに困難を抱えやすい／良い父親ではなかったヘミングウェイ／父親になることにしり込みしたエリクソン／アイデンティティの問題と演技性／道化という関わり方／内なる欠落を補うために／反社会的行動の背景にも多い／ジャン・ジュネという奇跡／安住の地を求めてさまよう／性的な問題を抱えやすい／ルソーの変態趣味／谷崎潤一郎の女性観／親代わりの異性と、ずっと年下の異性／誇大自己と大きな願望／高橋是清の「強運」／独創的な創造性との関係

第六章　愛着障害の克服

第一章　愛着障害と愛着スタイル

あなたの行動を支配する愛着スタイル

人の顔色をすごく気にしてしまい、気疲れしやすい。「お前なんかいらない」と言われないか、いつも不安に思う。対立したくないので、つい相手に合わせてしまう。そういった対人関係に過敏な人は少なくないだろう。

一方、人と親しい関係になるのがわずらわしい。結婚して縛られるのはイヤ。仕事の付き合いはするけど、それ以上の関わりはもちたくない。

このように対人関係が表面的で、深まりにくい人も増えている。

そうした対人関係のパターンを、知らずしらずに支配しているのが、その人の愛着スタイルだと考えられるようになっている。愛着スタイルは、その人の根底で、対人関係だけでなく、感情や認知、行動に幅広く影響していることがわかってきた。パーソナリティを形造る重要なベースとなっているのである。

愛着の研究は、まず子どもの愛着障害から始まったのだが、今では、大人においても愛着が果たす役割の重要性に注目が集まっている。実際、安定した愛着スタイルをもつことは、良好な対人関係に恵まれやすいだけでなく、家庭生活での幸福や社会生活での成功にも大きく関与しているのだ。

困ったことがあると、すぐ人に相談したり、助けを求めたりする人。逆にどんなに困っていても、なかなか人にそのことを打ち明けたり、ましてや援助を頼むということが言いだせない人。気軽に甘えたり、すぐ相手と親しくなれる人もいれば、何年顔を合わせていても、いっこうに距離が縮まらない人もいる。こうした行動の違いを生み出しているのも、愛着スタイルなのである。

愛着スタイルは、他者とつながり、相手から慰めや支えを得ようとする行動面だけでなく、自分が助けや慰めを求めたときに、相手がどう応じるかについて、どんな期待をもち、どれだけそれを当てにしているかという心理的な面にも関係する。

親や配偶者さえ当てにならず、親しい人に助けを求めても傷つけられるだけだと思っている人と、親しい人はみんな自分のことを心配して助けてくれると信じている人とでは、当然行動も違ってくるし、その違いは、親しい人との関係だけでなく、対人関係全般に及ぶことになる。

安定した愛着スタイルのもち主は、相手が助けになってくれると信じきっているので、実際にすぐに助けや慰めを求め、それを得ることができる。しかし、不安定な愛着スタイルの人は、そんなことをすると拒絶されるのではないかと不安になって、助けを求めることをためらったり、最初から助けを求めようとはしなかったりする。あるいは、助けを求めても、求め方がぎこちないため、相手を苛立《いらだ》たせてしまったり、肝心なことを切りだせなかったりして、結局、効果的に相手から助力を得ることができにくい。

その人の愛着スタイルというのは、母親との関わりを出発点として、その人にとって重要な他者との関係のなかで、長い年月をかけて培《つちか》われていく。

子どもだけでなく、大人にもひそむ「愛着障害」を理解するためには、まず、愛着とはどういうもので、どのように形成されるのか、愛着に問題があると、まず子どものころ、どういう形で表れやすいのかを、一通り頭に入れておく必要がある。本章では、愛着と、愛着に生じる障害について、基本的なことをみていこう。

抱っこからすべては始まる

人は、生まれるとすぐに母親に抱きつき、つかまろうとする。逆に言えば、育っていくためには、つかまり、体に触れ、安らうことができる存在が必要なのである。そうしたことの重要性が知られていなかったころ、孤児となった子どもは、スキンシップの不足から食欲が低下し、衰弱死してしまうことが多かった。子どもが成長するうえで、母が子を抱っこすることは、乳を与えることと同じくらい重要なのである。いくら栄養を与えても、抱っこが不足すれば、子どもはうまく育たない。

抱っこをし、体を接触させることは、子どもの安心の原点であり、愛着もそこから育っていく。抱っこをすることで、子どもから母親に対する愛着が生まれるだけでなく、母親から子どもに対する愛着も強化されていく。何らかの理由で、あまり抱っこをしなかった母親は、子どもに対する愛着が不安定になりやすく、子どもを見捨ててしまう危険が高くなることが知られている。

子どもが泣くと、すぐに抱っこする母親の場合、子どもとの愛着が安定しやすいが、放っておいても平気な母親では、不安定な愛着になりやすい。

抱っこという実に原始的な行為が、子どもが健全な成長を遂げるうえで非常に重要なのである。それは、子どもに心理的な影響だけでなく、生理的な影響さえ及ぼす。子どもの成長を促す成長ホルモンや神経成長因子、免疫力を高める物質、さらには、心の安定に寄与する神経ホルモンや神経伝達物質の分泌《ぶんぴつ》を活発にするのである。

抱っこは、スキンシップという面と、「支え、守る」という面が合わさった行動である。

よく抱っこされた子は、甘えん坊で一見弱々しく見えて、実のところ、強くたくましく育つ。その影響は、大人になってからも持続するほどである。

特別に選ばれた存在との絆

このようにスキンシップは生命に関わるほど重要なのだが、愛着という現象は、単に抱っこやスキンシップの問題にとどまらない。愛着が成立するうえで、極めて重要なもう一つの要素がある。

かつて、進歩的で合理的な考えの人たちが、子育てをもっと効率よく行う方法はないかと考えた。その結果、一人の母親が一人の子どもの面倒をみるのは無駄が多い、という結論に達した。それよりも、複数の親が時間を分担して、それぞれの子どもに公平に関われば、もっと効率が良いうえに、親に依存しない、自立した、もっと素晴らしい子どもが育つに違いないということになったのである。

その「画期的な」方法は、さっそく実行に移された。ところが、何十年も経《た》ってから、そうやって育った子どもたちには重大な欠陥が生じやすいことがわかった。彼らは親密な関係をもつことに消極的になったり、対人関係が不安定になりやすかったのである。さらにその子どもの世代になると、周囲に無関心で、何事にも無気力な傾向が目立つことに、多くの人が気づいた。

これは、イスラエルの集団農場キブツで行われた、実験的とも言える試みの教訓である。効率本位の子育ては、愛着という重要な課題を、すっかり見落としてしまっていたのである。こうした弊害は、幼い子どもだけでなく、大人になってからも不安定な愛着スタイルとして認められた。ただし、同じようにキブツで育っても、夜は両親と水入らずで過ごしていた場合には、その悪影響はかなり小さくなることも明らかになった。

この「実験」の結果は、愛着における不可欠な特性の一つを示している。それは、愛着の対象が、選ばれた特別の存在だということである。これを「愛着の選択性」という。愛着とは、ある特定の存在（愛着対象）に対する、特別な結びつきなのである。愛着対象は、その子にとって特別な存在であり、余人《よじん》には代えがたいという性質をもっている。特別な存在との間には、見えない絆が形成されているのである。それを「愛着の絆」と呼ぶ。

いくら多くの人が、その子を可愛がり、十分なスキンシップを与えても、安定した愛着が育っていくことにはならない。特定の人との安定した関係が重要なのであり、多くの人が関わりすぎることは、逆に愛着の問題を助長してしまう。児童養護施設などで育った子どもが、愛着障害を抱えやすい理由は、絶対的な愛情量の不足ということ以外に、複数の養育者が交替で関わるという事情にもよる。また、実の親に育てられた子どもでも、同居する祖父母や親戚が可愛いがってくれるからというので、母親があまり可愛がらなかった場合、後年、精神的に不安定になるということは、しばしば経験するものである。

愛着の形成と臨界期

その意味で、愛着の形成とは、特別に選ばれた人物との関係が、不動のものとして確立する過程だとも言える。

新生児のときから、すでに愛着の形成は始まっているが、まだそれは原初的な段階にある。生後六か月くらいまでであれば、母親を少しずつ見分けられるようになってはいるものの、母親が他の人に変わっても、あまり大きな混乱は起きない。新しい母親に速やかになじんでいく。ただし、この段階でも、母親が交替すると、対人関係や社会性の発達に影響が及ぶこともわかっている。結ばれ始めた愛着がダメージを受けると考えられる。

六か月を過ぎるころから、子どもは母親をはっきりと見分け始める。ちょうど、人見知りが始まるころだ。それは、愛着が本格的に形成され始めたことを意味している。生後六か月から一歳半くらいまでが、愛着形成にとって、もっとも重要な時期とされる。この「臨界期」と呼ばれる時期を過ぎると、愛着形成はスムーズにはいかなくなる。実際、二歳を過ぎて養子になった子が、養母になかなか懐こうとしないということはよくある。また、臨界期に母親から離されたり、養育者が交替したりすると、愛着が傷を受けやすいのである。

愛着がスムーズに形成されるために大事なことは、十分なスキンシップとともに、母親が子どもの欲求を感じとる感受性をもち、それに速やかに応じる応答性を備えていることである。子どもは、いつもそばで見守ってくれ、必要な助けを与えてくれる存在に対して、特別な結びつきをもつようになるのだ。求めたら応えてくれるという関係が、愛着を育むうえでの基本なのである。この時期、母親はできるだけ子どもの近くにいて、子どもが求めたときに、すぐに応じられる状態にあることが望ましい。

愛着の絆と愛着行動

いったん、愛着の絆がしっかりと形成されると、それは容易に消されることはない。愛着におけるもう一つの重要な特性は、この半永久的な持続性である。しっかりと結ばれた愛着の絆は、どんなに遠く離れていようと、どんなに時間を隔てていようと、変わらずに維持される。愛着の絆にみられる切ないまでの純粋さは、しばしば感動的である。

子どものころアニメで見た『母をたずねて三千里』のマルコ少年の姿が、心に焼き付いている人も多いのではないか。イタリアのジェノヴァから、母親に会うためにはるばるアルゼンチンまで一人で旅をするマルコ少年に感動するのは、われわれも同じような気持ちをもっているからだろう。

愛着の絆で結ばれた存在を求め、そのそばにいようとする行動を、愛着理論の生みの親でイギリスの精神科医ジョン・ボウルビィは、「愛着行動」と呼んだ。「ママ」と呼びながらべそをかくのも愛着行動ならば、マルコ少年の大旅行も愛着行動だと言える。

大人になるにつれ、母親に対する愛着は、日々の生活のなかに埋没し、愛着行動も抑えられているが、心の奥底の部分では、子どものころとそれほど変わらないまま維持されているのだ。斎藤茂吉の『赤光《しやっこう》』という歌集には、「死にたまふ母」と題された五九首の短歌が収められている。そこには、母危篤《きとく》の知らせを聞いて、母に一目会いたいと、山形の故郷に駆けつけるところから、母を付きっきりで看病した末に、その最期を看取り、焼き場で母のお骨《こつ》を拾い、母のいなくなった故郷の自然を前に、悲しみをかみしめているところまでが、切々と歌われている。

「みちのくの　母のいのちを　一目見ん　一目みんとぞ　ただにいそげる」

「死に近き　母に添寝《そひね》の　しんしんと　遠田《とほだ》のかはづ　天に聞こゆる」

「我が母よ　死にたまひゆく　我が母よ　我を生まし　乳足《ちた》らひし母よ」

貧しい家に生まれた茂吉は、十四歳のとき、山形から一人東京に出て、病院を経営する斎藤家の世話になって大学に進み、医学を学んだ後、斎藤家の養子となった。養父母の手前、田舎の母親のもとに帰ることも、普段は遠慮していたであろう。長年心に抑えてきた思いが、母危篤という知らせとともに、堰《せき》を切ったようにあふれ出たのである。

『赤光』が茂吉の処女歌集として刊行されると、ことに「死にたまふ母」は、多くの反響と感動を呼び、それまで無名だった茂吉は、一躍歌人として注目される存在となる。

「死にたまふ母」のなかで、とりわけ心を揺さぶられるのは、一昼夜かけて焼いた母のお骨を拾う場面を詠《うた》った一首である。

「灰のなかに　母をひろへり　朝日子の　のぼるがなかに　母をひろへり」

母への限りない愛着と喪失の痛みが、おごそかな朝の光のなかに際立つのである。

母親のお骨といえば、作家の遠藤周作が、亡き母親のお骨を音楽会に抱えて出かけたり、軽井沢の別荘に連れて行って一晩一緒に過ごしたというエピソードを、妻の遠藤順子が書いている。周作の母親は、当時では珍しい女性ヴァイオリニストで、ヴァイオリンを教えて、二人の息子を育てたという。秀才の兄に比べて「落第坊主」だった周作を、「この子は見どころがある」といつもかばってくれたのは母親だった。その母親との揺るぎない愛着が、幾多の苦難から周作を守ったに違いない。

茂吉や周作の態度と、たとえば、信長が亡き父親にみせた態度を比べてみれば、その違いは歴然としているだろう。信長は父親の葬儀の席に土足で上がり込むと、「死におって」と、抹香の灰を位牌《いはい》に向かって投げつけたと伝えられている。

そこにも、愛着がないわけではないが、信長と父親のそれは、愛憎が入り混じった、非常に両価的で不安定なものだったと言えるだろう。そこには、次に述べる愛着の傷が関係している。

愛着の傷と脱愛着

幸運な状況に恵まれれば、子どもが助けを求めたとき、母親（養育者）はすぐに必要なものや慰めを与え、安心と抱擁《ほうよう》で包むことで、子どもは母親との間に揺るぎない愛着を育むことができる。そして、基本的安心感や基本的信頼感とよばれる感覚を育んでいく。この世界が安心できる場所で、人は自分の助けとなってくれるものだと信じることができる感覚である。これは、物心がつくよりもはるか以前の体験によって、脳の奥深くに組み込まれる。

ところが不幸にも、子どもが母親に助けを求めても、それに応えてくれなかったり、その反応が不安定であったりすると、愛着が不安定なものになるだけでなく、基本的安心感や基本的信頼感というものもうまく育まれない。この時期に育み損なってしまうと、後から修正することは非常に難しい。

愛着を脅かす、もっとも深刻な状況は二つある。一つは、愛着対象がいなくなる場合である。死別や離別によって乳幼児期に母親がいなくなることは、幼い子どもにとって世界が崩壊するにも等しい過酷な体験である。そうした体験に遭遇した子どもは、まず泣き叫ぶ。そして母親を探し出そうとし、母親が自分の求めに応えてくれないことに悲しみと怒りを爆発させる。現実を受けいれることができず、それに抗議しようする。「抵抗」と呼ばれる段階である。

そうして数日を過ごし、母親が戻ってこないとわかるにつれ、表立って泣き叫ぶということはなくなる。今度は、暗い表情で部屋の片隅にうずくまり、意気消沈して、無気力な状態を示し始める。好きだったおもちゃに触れようともせず、他の誰にも関心を示さない。食欲は落ち、睡眠も妨げられることが多い。成長が止まってしまうこともある。この抑うつ的な段階は、「絶望」と呼ばれる。

さらに数か月がすぎて、その時期を乗り越えると、母親の記憶は封印され、何事もなかったかのように落ち着いて生活するようになる。「脱愛着」の段階に達したのである。周囲はほっとするが、そのために子どもが払った犠牲は果てしなく大きい。生存のために、子どもは母親への愛着を切り捨てるというぎりぎりの選択をしたのである。

まだ幼く、大人の保護に頼ってしか生きていくことができない時期に、愛着の絆が強く持続しすぎることは、生存にとってむしろ不利に働いてしまう。自分を可愛がってくれていた母親を求めつづけ、母親以外を拒否すれば、それは死につながる。子どもは究極的な選択として、母親を忘れ、新しい養育者を受けいれるという道を選ぶほかない。脱愛着を起こすことで、愛着対象をうしなった痛みから逃れるしかないのだ。

たとえ、その後に母親がひょっこり現れたとしても、いったん脱愛着が起きてしまっていると、すぐには元の愛着状態に戻らない。まだ幼いころであれば次第に回復していくが、愛着が受けた傷は完全には修復されない。やがて関係が冷やかなものとなったり、ぎくしゃくしたり、過度に気をつかったりといった状況が生じ、大きな禍根《かこん》が残りやすい。

また離別期間が長すぎる場合には、完全な愛着の崩壊が起こる。心のなかで母親という存在を理想化し憧れを抱くものの、実際に再会してみると、一緒に暮らしてうまくいくのは最初だけで、やがて強い拒絶反応が起きてしまうのがふつうである。

親を求めるがゆえに

愛着を脅かす、もう一つの深刻な状況は、守ってくれるはずの親から虐待を受け、安全が脅かされるという場合である。この場合、子どもは親を求めつつ、同時に恐れるというアンビバレントな状況におかれる。しかも、親がいつ暴力や言葉による虐待を加えてくるかわからないといった状況は、子どもにとって予測も対処も困難である。ただ「自分は無力で悪い存在だ」という罪の意識や自己否定の気持ちを抱えさせられてしまう。

どんな理不尽な仕打ちをされようと、子どもは親を愛し、求めようとする。そのため、深く傷つきながらも、親を責めるのではなく、むしろ自分を責める方向に気持ちが向かう。自分がダメな子だから親は愛してくれないのだ——そう考えて納得しようとする。

外の世界を知り、親と自分との関係を客観的にみられるようになったとき、子どもは初めて、それが決して当たり前の状況ではないことに気づく。しかし、それまでは、子どもにとって、それ以外にはない唯一無二の現実なのである。

親に認められたいという気持ちは、それがほどよく満たされた状態で成長していけば、大人になるころには、自然と消えていく。しかし、その思いを満たされずに育った人は、いくつになっても、心の奥底で「親に認められたい」「愛されたい」という思いを引きずることになる。親に過度に気に入られようとしたり、逆に親を困らせたり反発したりするという形で、こだわり続けるのである。

安全基地と探索行動

愛着という現象は、対人関係のみならず、幅広い能力の発達にも関わってくる。そこには、愛着のもう一つの特性が関わっている。

愛着の絆が形成されると、子どもは母親といることに安心感をもつだけでなく、母親がそばにいなくても次第に安心していられるようになる。安定した愛着が生まれることは、その子の安全が保証され、安心感が守られるということでもある。ボウルビィの愛着理論を発展させた、アメリカの発達心理学者メアリー・エインスワースは、愛着のこうした働きを、「安全基地」という言葉で表現した。

　子どもは、愛着という安全基地がちゃんと確保されているとき、安心して外界を冒険しようという意欲をもつことができる。逆に、母親との愛着が不安定で、安全基地として十分機能していないとき、子どもは安心して探索行動を行うことができない。その結果、知的興味や対人関係においても、無関心になったり消極的になったりしやすい。守られていると感じている子どもほど、好奇心旺盛で活発に行動し、何事にも積極的なのである。

　一歳半を過ぎるころから、子どもは徐々に母親から離れて過ごせるようになる。しかし、ストレスや脅威を感じると、母親のもとに避難し、体を触れ合わせ抱っこしてもらうことで、安全を確保し安心を得ようとする。

　そして三歳ごろまでには、一定期間であれば母親から離れていても、さほど不安を感じることがなくなり、また母親以外の人物とも、適度に信頼して関わりをもつことができるようになる。母親を主たる愛着対象、安全基地として確保しながら、同時に、他の従たる愛着対象や安全基地をもち、活動拠点を広げ始めるのである。

　このことは、大人においても基本的に同じである。安定した愛着によって、安心感、安全感が守られている人は、仕事でも対人関係でも積極的に取り組むことができる。

「安全基地」を確保している人は、外界のストレスにも強い。さらに言うと、幼いころにしっかりと守られて育った人では、大人になってからも自分をうまく守れるのである。

たとえば、ある研究では、二歳の時点で親から十分なサポートを得られた人の場合、青年期になってから、恋人に気軽に頼ることができる傾向が認められている。逆に言えば、二歳の時点で親からの支えが乏しかった子どもでは、恋人にうまく甘えられないということである。「はじめに」でも述べたが、愛着スタイルや愛着の安定性が、うつ病やアルコール依存症の発症リスクに関係していることは、この点と無関係ではない。

ただ気をつけたいのは、過保護になってサポートを与え過ぎ、子どもの主体的な探索行動を妨げたのでは、良い安全基地ではなくなるということである。安全基地とは、求めていないときにまで縛られる場所ではないのである。それでは、子どもを閉じ込める牢獄になってしまい、依存的で、不安の強い、自立できない子どもを育ててしまう。

ストレスと愛着行動の活性化

十分な安心が得られる「安全基地」が確保されていると、次第に「安全基地」から遠く離れていようと、あまり不安を感じることもなく、探索行動、つまり仕事や社会的な活動に打ち込めるようになる。安全基地は、いざというときの避難場所でもある。必要なときに助けを与えてくれるという安心感があれば、いつもそばにいなくてもよいのである。

しかし、何か特別な事態が生じて、ストレスや不安が高まったときには、「愛着行動」が活発になる。それが健全な状態であり、自分を守るために重要なことである。

愛着行動には、さまざまなヴァリエーションがある。幼い子どものように、愛着している人物と一緒にいようとしたり、体に触れようとしたりといった直接的な行動だけでなく、愛着する人物について考えたり、かつてその人物が言ったことやしてくれたことを思い出したりする精神的な活動も含まれる。

ナチスによるユダヤ人迫害が激しかった時代、アウシュビッツなどの強制収容所に閉じ込められた人たちは、いかにして精神の平衡《へいこう》を保ったか。そのために大いに助けとなったのは、愛する人のことを回想することであったと、ヴィクトール・E・フランクルは『夜と霧』で述べている。フランクル自身、妻があたかもそばにいて、ささやいてくれるだろう言葉を脳裏に思い浮かべることで、過酷な試練に耐え、生きながらえることができたのである。

愛着行動は、ストレスや脅威が高まった状況で、愛着システム（愛着を担う脳内の仕組み）が活性化された結果、誘発される。誘発のされ方には、人によって大きな違いがあり、そこに、各人の愛着スタイルの特性がはっきりと示される。

安定した愛着においては、ストレスや脅威に対して、愛着システムが適度に活性化され、ほどよく愛着行動が増加することで、ストレスの緩和や安定の維持が図られる。

ところが、人によっては、ストレスや脅威を感じても、愛着行動がほとんどみられないことがある。そこでは、愛着システムの不活性化が起きていると考えられる。これは、愛着システムができあがるころに、愛着行動を抑えた方が生き残りに有利だった結果、不活化戦略をとるようになったためだと考えられる。

つまり、愛着を求める行動をとっても、拒絶されたり、何の反応もかえってこないことが繰り返された結果、最初から求めない行動スタイルを身につけたと理解される。

また、ストレスや脅威に対して、過剰なまでの愛着行動が引き起こされる人もいる。このタイプの人の場合、愛着システムが過剰に活性化しており、少しでも愛着対象が離れていきそうな気配を感じただけで、強い不安を覚える。そのため大騒ぎをして、愛着対象が自分のそばにいるほかないようにする。これは、愛着システムが育まれる時期に、過剰活性化戦略が、自分の安全や安心を守るのに有利だった結果、そうした行動スタイルを身につけたと考えられる。たとえば、養育者の関心が薄く、大げさに騒いだときだけ、かまってもらえたというような状況である。

もっと複雑な反応がみられることもある。ストレスや脅威が高まったときに、愛着行動とは一見正反対な行動が引き起こされる場合である。本当はそばにいてほしい人を拒否したり、攻撃したり、無関心を装ったりするというものだ。これも愛着行動の過剰活性化戦略の一つだとも言えるが、こうした逆説的な反応は、愛着の問題が深刻なケースほど強く、また頻繁にみられる。求めても応えてもらえず、逆に傷つけられることへの不安や怒りが、アンビバレントに同居する結果だと考えられる。

子どもの四つの愛着パターン

これまで述べてきた、愛着に影響するいくつかの要素、すなわち、愛着が安全基地としてうまく機能しているか、ストレスに対してどういう愛着行動を示すか、によって、子どもの愛着のパターンはおおむね四つに分かれる。その四つを知っておくことは、大人の愛着スタイルを理解するうえでも非常に役立つ。

子どもの愛着パターンを調べるのに、よく用いられるのは、先述のエインスワースが開発した新奇場面法である。この方法では、子どもと母親を離し、また再会させるという場面設定をして、そのときの子どもの反応を観察することで、愛着のパターンを分類する。エインスワースは、「安定型」「回避型」「抵抗／両価型」の三つに分類したが、その後メインとソロモンによって「混乱型」が加えられ、合計四つのパターンに分類されることが多い。安定型以外の三つのタイプは不安定型と呼ばれる。

安定型は、母親から離されると泣いたり不安を示したりするが、その程度は過剰というほどではなく、母親が現れると素直に再会を喜び、母親に抱かれようとする。約六割強の子どもは、この愛着パターンを示す。安定型では、母親が安全基地としてうまく機能しており、ストレスを感じたときに適度な愛着行動を起こしていると考えられる。

回避型では、母親から引き離されてもほとんど無反応で、また、母親と再会しても目を合わせず、自分から抱かれようともしない。回避型は、安全基地をもたないため、ストレスを感じても、愛着行動を起こさないタイプだと言うこともできる。この愛着パターンは、一割五分〜二割の子どもに認められる。小さいころから児童養護施設などで育った子どもに典型的にみられるが、親の関心や世話が不足して放任になっている場合でもみられる。回避型の子どもは、その後反抗や攻撃性の問題がみられやすい。

抵抗／両価型では、母親から離されると激しく泣いて強い不安を示すのに、母親が再び現れて抱こうとしても拒んだり嫌がったりする。しかし、いったんくっつくと、なかなか離れようとしない。母親の安全基地としての機能が十分でないために、愛着行動が過剰に引き起こされていると考えられる。このタイプは一割程度に認められる。親がかまってくれるときと無関心なときの差が大きい場合や、神経質で厳しく過干渉な親の場合が多い。抵抗／両価型の子では、その後、不安障害になるリスクが高く、また、いじめなどの被害に遭《あ》いやすいとされる。

混乱型は、回避型と抵抗型が入り混じった、一貫性のない無秩序な行動パターンを示すのが特徴である。まったく無反応かと思うと、激しく泣いたり怒りを表したりする。また、肩を丸めるなど親からの攻撃を恐れているような反応をみせたり、逆に親を突然叩いたりすることもある。混乱型は、虐待を受けている子や精神状態がひどく不安定な親の子どもにみられやすい。安全基地が逆に危険な場所となることで、混乱を来《きた》していると考えられる。親の行動が予測不能であることが、子どもの行動を無秩序なものにしているのである。混乱型の子どもでは、その後、境界性パーソナリティ障害になるリスクが高いとされる。

統制型と三つのコントロール戦略

不安定な愛着状態におかれた子どもでは、三、四歳のころから特有の方法によって周囲をコントロールすることで、保護や関心が不足したり不安定だったりする状況を補うようになる。統制型の愛着パターンと呼ばれるもので、攻撃や罰を与えることによって周囲を動かそうとするパターンと、良い子に振る舞ったり、保護者のように親を慰めたり手伝ったりすることで、親をコントロールしようとするパターンがある。そんな小さいうちからと思われるかもしれないが、子どもによっては、ほんの四歳ごろから、親の顔色をみて、機嫌をとったり慰めようとしたりという行動を示すのである。親が良くない行動をとったときや自分の思い通りにならないときに、叩こうとするといった攻撃的手段に訴えることは、さらに早く、三歳ごろから認められる場合もある。

このコントロール行動は、無秩序な状況に、子どもながらに秩序をもたらそうとするものだと言えるだろう。こうしたコントロール戦略は、年を重ねるごとにさらに分化を遂げて、特有のパターンを作りだしていく。これは、その後の人格形成に大きな影響を及ぼすことになる。

それらは、大きく三つの戦略に分けて考えることができる。すなわち、支配的コントロール、従属的コントロール、操作的コントロールである。

支配的コントロールは、暴力や心理的優越によって、相手を思い通りに動かそうとするものである。

従属的コントロールは、相手の意に従い恭順《きょうじゅん》することで、相手の愛顧《あいこ》を得ようとする戦略である。一見するとコントロールとは正反対に思えるが、相手に合わせ、相手の気に入るように振る舞ったり、相手の支えになったりすることで、相手の気分や愛情を意のままにしようとする点でコントロールと言える。

操作的コントロールは、支配的コントロールと従属的コントロールが、より巧妙に組み合わさったもので、相手に強い心理的衝撃を与え、同情や共感や反発を引き起こすことによって、相手を思い通りに動かそうとするものである。

いずれのコントロール戦略も、不安定な愛着状態による心理的な不充足感を補うために発達したものである。この三つは、比較的幼いころから継続してみられることが多い一方で、大きく変化する場合もある。また、相手によって戦略を変えてくるということも多い。それによって、バランスをとっているとも言える。

良い子だったオバマ

アメリカ大統領のバラク・オバマは、子どものころから、誰にでも合わせられる「良い

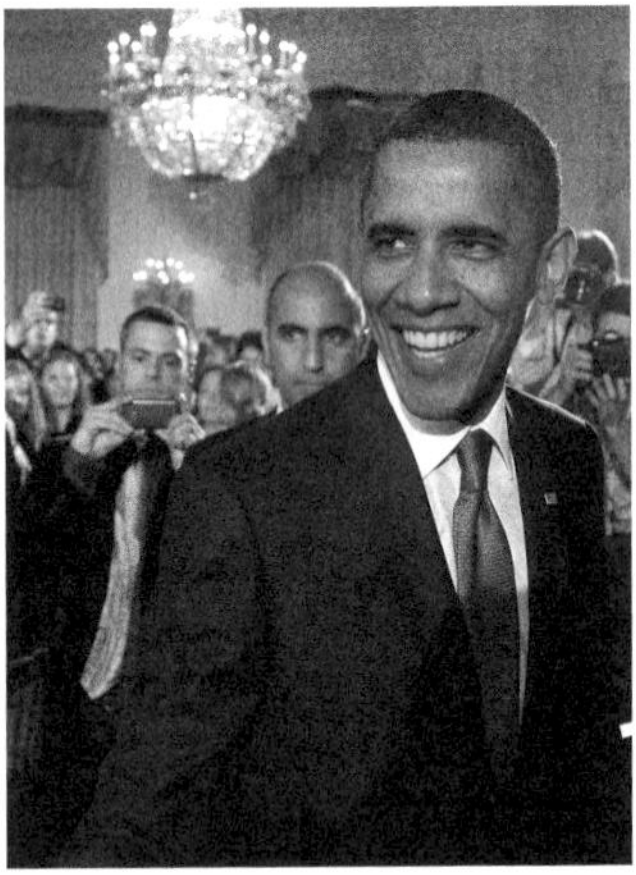

バラク・オバマ（写真提供：AP／アフロ）

子」だったことが知られている。彼は学校でも、一度も問題を起こすことがなかった。彼が自伝のなかで、ドラッグやアルコールに依存した時期があったことを告白したとき、もっとも驚いた一人は、彼の担任だった教師である。そういう不安定で反社会的な面は、一切みせなかったからである。彼は、「良い子」や「優等生」を演じきったのである。

シングルマザーで、大学院にも通っていた母親は忙しく、彼にはあまりかまっていられなかった。彼の面倒をみたのは、ハワイでは祖父母だった。母親が再婚して、インドネシアにいたとき、彼は見知らぬ人たちのなかで完全なエイリアンであり、疎外感を味わわずにはいられなかった。しかし、彼は母親にほとんど反抗することもなく、ひどく従順だった。

彼の従属的戦略は、学校での境遇によってさらに強められた。学校で、彼はつねに極めつきのマイノリティだった。インドネシアの学校で外国人は彼だけだったし、ハワイの高校でもたった一人の黒人だった。そうしたなかで、彼は周囲に適応するために、従属的戦略を取らざるを得なかったとも言える。

ビル・クリントン元アメリカ大統領は、母親に対してはとても従順であったが、それ以外の女性に対しては支配的で、うまく利用したり搾取しようとした。母親に支配されて育った人の場合、母親には従順だが、思い通りになる存在をみつけると、その人を支配するという傾向がよくみられる。それによって心のバランスをとっているとも言えるし、自分がされたように相手を扱うということを無意識のうちに行っているとも言える。いずれにしても、そうすることが有害な面をもつ一方で、心の安定には寄与しているのである。誰に対しても従属的にふるまえば、やがて行きづまりを生んでしまうからだ。

ただ、上司や顧客、配偶者から受ける支配によるストレスを、より弱い存在に対して発散するという構造になってはまずい。しかも現代社会では、最後の受け皿になってくれる祖父母のような存在も身近にいなくなっている。

愛着パターンから愛着スタイルへ

幼いころの愛着スタイルは、まだ完全に確立したものではなく、相手によって愛着パターンが異なることも多いし、養育者が変わったり、同じ養育者でも、子どもへの接し方が変わったりすることでも変化する。

そのため、この時期の愛着の傾向は、愛着スタイルとは呼ばずに、愛着パターンと呼んで区別するのがふつうである。子どもにおいて調べることができる愛着パターンは、特定の養育者との間のパターンに過ぎず、まだ固定化したものではない。母親とは不安定な愛着パターンを示す子どもでも、父親とは安定した愛着パターンを示すということもある。もちろん、その逆の場合も多い。祖父母と安定した愛着がみられる場合もあれば、まったくみられない場合もある。

両親と安定した愛着関係をもつことができれば、安定した愛着スタイルが育まれやすい。しかし、親との愛着が不安定な場合でも、それ以外の大人や年長者、仲間に対する愛着によって補われ、安定した愛着スタイルが育つこともある。ただ、昨今のように人間関係が希薄になってくると、親以外との人間関係が乏しくなり、親との愛着がうまくいかない場合に他で補われにくいという状況がある。

親をはじめ、子どもにとって重要な他者との間で愛着パターンが積み重ねられていくうち、十代初めのころから、その人固有の愛着パターンが次第に明確になる。そして成人するころまでに、愛着スタイルとして確立されていく。

大人の愛着スタイルは、診断法により多少違いがあるが、大ざっぱに言って、安定型（自律型）、不安型（とらわれ型）、回避型（愛着軽視型）の三つに分けられる。不安型は、子どもの抵抗／両価型に対応するものである。不安型と回避型は、不安定型に属する。各スタイルの診断や特徴については、後の章で詳述する。

遺伝的な気質とともに、パーソナリティの土台となる部分を作り、その人の生き方を気づかないところで支配しているのが、愛着スタイルである。愛着スタイルは恒常性をもち、特に幼いころに身につけたものは、七〜八割の人で生涯にわたり持続する。生まれもった遺伝的天性とともに、ある意味、第二の天性としてその人に刻み込まれるのである。それが、後天的な環境の産物であることを考えると、いかに重要かがご理解いただけるだろう。遺伝的天性を変えることはできないとしても、愛着という後天的天性を守ることは可能だからだ。

愛着障害と不安定型愛着

愛着が極めて深刻なダメージを受けると、愛着をまったく求めようとしなくなったり、見境なく誰にでも愛着したりするようになる。愛着とは、先に述べたように特定の人に対する

反応性愛着障害の診断基準（DSM-IV-TR）

A．５歳以前に始まり、ほとんどの状況において著しく障害され十分に発達していない対人関係で、以下の（１）または（２）によって示される。

（１）対人的相互反応のほとんどで、発達的に適切な形で開始したり反応したりできないことが持続しており、それは過度に抑制された、非常に警戒した、または非常に両価的で矛盾した反応という形で明らかになる（例：子供は世話人に対して接近、回避、および気楽にされることへの抵抗の混合で反応する、または硬く緊張した警戒を示すかもしれない）

（２）拡散した愛着で、それは適切に選択的な愛着を示す能力の著しい欠如を伴う無分別な社交性という形で明らかになる（例：あまりよく知られていない人に対しての過度のなれなれしさ、または愛着の対象人物選びにおける選択力の欠如）

B．基準Aの障害は発達の遅れ（精神遅滞のような）のみではうまく説明されず、広汎性発達障害の診断基準も満たさない。

C．以下の少なくとも１つによって示される病的な養育：

（１）安楽、刺激、および愛着に対する子供の基本的な情緒的欲求の持続的無視

（２）子供の基本的な身体的欲求の無視

（３）主要な世話人が繰り返し変わることによる、安定した愛着形成の阻害（例：養父母が頻繁に変わること）

D．基準Cにあげた養育が基準Aにあげた行動障害の原因であるとみなされる（例：基準Aにあげた障害が基準Cにあげた病的な養育に続いて始まった）

『DSM - IV - TR 精神疾患の診断・統計マニュアル 新訂版』（2004）より

特別な結びつきである。誰にも愛着を求めようとしない場合も、誰にでも愛着を求めようとする場合も、愛着の形成に躓《つまず》いているのである。

　虐待やネグレクト、養育者の頻繁な交替により、特定の人への愛着が損なわれた状態を反応性愛着障害と呼び、不安定型愛着を示す状態のなかでも、もっとも重篤なものと考えられる。アメリカ精神医学会の診断基準を上に掲げる。

　反応性愛着障害は大きく二つに分かれ、誰にも愛着しない警戒心の強いタイプを抑制性愛着障害と呼び、誰に対しても見境なく愛着行動がみ

られるタイプを脱抑制性愛着障害と呼ぶ。診断基準Aの（1）が目立つものが前者、（2）が目立つものが後者である。

抑制性愛着障害は、ごく幼いころに養育放棄や虐待を受けたケースに認められやすい。愛着回避の重度なものでは、自閉症スペクトラムと見分けがつきにくい場合もある。脱抑制性愛着障害は、不安定な養育者からの気まぐれな虐待や、養育者の交替により、愛着不安が強まったケースにみられやすい。多動や衝動性が目立ち、注意欠陥／多動性障害（ＡＤＨＤ）と診断されることもしばしばである。

最初に愛着障害が見出《みいだ》されたのは、第二次世界大戦後のヨーロッパで行われた戦災孤児の調査からであった。戦争で親を喪《うしな》い、施設に入れられた子どもたちが、成長不良や発達の問題を引き起こしたのである。それを報告したボウルビィは、当初「母性剥奪《はくだつ》」と呼んだが、その後、愛着という観点で現象を捉え直し、愛着の崩壊や不安定な愛着の問題として理解した。ただ、「愛着障害」という用語が用いられるようになったのは、虐待やネグレクトの急増により、愛着の問題が再度クローズアップされるようになって以降のことである。

三分の一が不安定型愛着を示す

ところが、一般の児童にも対象を広げて研究が進むにつれて、意外な事実が明らかとなった。実の親のもとで育てられている子どもでも、当初考えられていたよりも高い比率で、愛着の問題が認められることがわかったのだ。安定型の愛着を示すのは、およそ三分の二で、残りの三分の一もの子どもが不安定型の愛着を示すのである。愛着障害と呼ぶほど重度ではないが、愛着に問題を抱えた子どもが、かなりの割合存在することになる。

さらに成人でも、三分の一くらいの人が不安定型の愛着スタイルをもち、対人関係において困難を感じやすかったり、不安やうつなどの精神的な問題を抱えやすくなる。こうしたケースは、狭い意味での愛着障害に該当するわけではもちろんないが、愛着の問題であることにまちがいはなく、それがさまざまな困難を引き起こしているのである。

こうした不安定型愛着に伴って支障を来している状態を、狭い意味での愛着障害、つまり虐待や親の養育放棄による「反応性愛着障害」と区別して、本書では単に「愛着障害」と記すことにしたい。このような広い意味での「愛着障害」は、筆者が既に提起した「愛着スペクトラム障害」と同義である。

それにしても、三分の一もの人が不安定型愛着を示すということは、どういう意味をもつのだろうか。虐待やネグレクトが三分の一もの家庭で起きていると解されるべきなのだろうか？　その問題については、次の章で考えるとして、ここでは、愛着の問題が非常に多くの人に関係する問題だということを理解していただければと思う。

ご自分が、不安定型愛着を抱えているかもしれないし、恋人や配偶者や子どもや同僚がそうであるかもしれない。カップルのどちらかが不安定型愛着を抱える確率は、何と五〇パーセントを超えるのだ！　さらに、三人の人がいて、そのうち一人でも不安定型愛着を抱えている可能性は、七割にも達する！　不安定型愛着がどういうものかを知らずに世渡りすることとは、片目を眼帯で覆って車を運転するようなものだと言えるだろう。

その後、積み重ねられてきた愛着の研究は、今では特別な子どもの問題を超えて、一般の子ども、さらには大人にも広く当てはまる問題であることを明らかにしてきている。愛着障害は、現代人が抱えているさまざまな問題に関わっているばかりか、一見問題なく暮らしている人においても、その対人関係や生き方の特性を、もっとも根底の部分で支配しているのである。

第二章　愛着障害が生まれる要因と背景

増加する愛着障害

子どもの数が減り、一人ひとりの子どもが、手厚く大切に育てられているはずの現代において、愛着の問題を抱えた子どもだけでなく、大人までも増えているという現実がある。それを示すもっとも端的な事実は、子育てに困難を感じる親が増え、虐待や育児放棄が社会問題化していることである。愛着の問題はもっとも子育てを直撃しやすいのである。子育ての困難は、裏を返せば、子どもが育つことの困難でもある。発達の問題を抱えた子どもたちが急増しているが、その一部には、不安定な愛着の問題が関与している。

比較的マイルドな愛着の問題は、愛着スタイルが確立するとともに、自立への圧力が高まる青年期以降にさまざまなトラブルとなって現れ始める。大人にひそむ愛着障害の増加を間接的に示しているのは、たとえば、境界性パーソナリティ障害の増加であるし、依存症や過食症の増加である。これらは、愛着不安の強いタイプの愛着障害が増えていることを示唆していると考えられる。

その一方で、淡白な対人関係を好む「草食系男子」や結婚になかなか踏み切れない人の増加は、愛着回避の傾向を示す愛着障害が、若い世代に広がっていることを示している。

日本がまだ貧しかったころに比べて、いま一人ひとりの子どもに分け与えられる愛情や資源は、けた違いに増えているはずだ。不幸な境遇に生まれても、それなりの支援が受けられる仕組みも整えられている。また医療、福祉、教育といった分野には、何十倍もの資金が投入されている。

ところが現実をみると、愛着の問題を抱えている子どもだけでなく、大人までが、この社会にあふれているという事実は、何を意味しているのだろうか。

その問いに対する答えは、本書の最後に述べるとして、この章では愛着障害が生み出される原因について、これまでわかっていることを述べていきたいと思う。

養育環境の関与が大きい

不安定型愛着を含む、広義の愛着障害を生み出す要因は何か。これまで行われた双生児研究や養子研究の結果は、愛着障害の要因が、主として養育環境によるものであることを示している。おおむね、七～八割が養育などの環境的要因によるとされ、残りの二～三割が遺伝的要因によると考えられている。

たとえば、就学前の双生児（平均年齢三歳七か月）を対象にした研究によると、一卵性のきょうだいで、両方が不安定型愛着を示す一致率は七〇パーセント、二卵性のきょうだいの一致率が六四パーセントで、この結果から環境要因の影響は八五パーセントと計測された。年齢がもっと高くなり、青年からヤングアダルトになっても、幼いころの愛着パターンは安定的に持続し、同じ養育者によって育てられた子どもでは、同じ愛着パターンを示す傾向がみられる。

米アイオワ大学のキャスパーズらが行った研究では、同じ養育者に育てられた実子と、養子として育てられた血のつながりのない子どもとで、どの程度愛着パターンが一致するかが調べられた。結果は、被験者の平均年齢が三八歳という中年期にさしかかりつつある年齢においても、両者の一致率は六〇パーセントという高い値を示し、一卵性双生児で示された結果と比べても、あまり遜色《そんしょく》がなかった。

またキャスパーズらは、養子に出された子の実の親がアルコール依存や反社会的な問題を抱えていたケースで、愛着パターンに影響が出るかどうかも調べているが、影響は認められなかった。

これらの結果をみると、愛着スタイルについては、遺伝的要因より養育者を含む養育環境の影響が大きく、しかも生涯にわたってその影響が持続するということがわかる。

これまで行われた研究では、不安定型愛着に遺伝的要因が関与する割合は〇・二～〇・二五以下と、かなり低いものと考えられている。発達障害が〇・七～〇・九、パーソナリティ障害でも〇・五～〇・六とされていることを考えると、愛着障害は環境要因が非常に大きいと言える。

親の不在

養育環境の問題にはさまざまなタイプがあるが、もっとも早くから知られていたのは、親の不在である。愛着障害が、戦争孤児の研究から見出されたことにも、そのことは示されている。第一章で述べたように、愛着の形成には臨界期と呼ばれる敏感な時期があり、その時期に母親を奪われる体験をすると、深刻な障害が残りやすい。

愛着形成の臨界期は生後半年から一歳半の期間だとされるが、最近の研究では、生まれた直後から半年までの間でも、すでに愛着形成が始まっており、早期に母親から離された場合、社会性の発達などに影響があることが認められている。

つまり、一歳半までの期間に養育者との間で愛着の絆が確立されないと、安定した愛着の形成は困難になりやすいのである。

しかし、この時期を過ぎたからといって、まだ安心できるわけではない。この時期は、愛着の形成という意味での臨界期であるが、それに続いて迎える母子分離の段階は、母子分離の達成という次のステップの臨界期にあたるからだ。ことに二、三歳の時期は、母子分離不安（子どもが母親から離れる際に感じる不安）が高まる時期であり、この時期に無理やり母親から離されるという体験をすると、愛着に傷が残り、分離不安が強く尾を引きやすい。結局五歳ごろまでは、敏感な時期だと言える。

概して言えることは、愛着形成が完了しない時期に母親から離された子どもは、愛着自体が乏しい脱愛着傾向を抱えやすく、母子分離不安の高まった時期に母親をうしなうと、「見捨てられ不安」や抑うつが強まりやすい。その境目が、二、三歳ごろだと言えるだろう。

こうした敏感な時期を過ぎるにつれて、愛着した対象をうしなうことの影響は小さくなっていくが、そこで受けた傷はさまざまな影響や動揺を及ぼし得る。愛着に傷を抱えていると、次に愛着対象をうしなったとき、いっそう強い影響を被りやすく、不安定な時期が長引くという悪循環を来しやすい。

川端康成の場合

作家の川端康成は、二歳にならないうちに医師だった父親を喪い、それから一年もしないうちに母を喪った。両親とも、結核によって命を奪われたのである。母親が亡くなったとき、まだ二歳半だった川端は、両親の記憶をほとんどもたずに育った。

ただ、一歳半か二歳ごろまでは母親が元気だったということは、彼の記憶には残っていなかったにしろ、母親との間に愛着の絆が形成されていた可能性は高い。しかし、それゆえに、母親を喪った悲しみは大きかったはずである。だが、その悲しみすら、川端自身が自覚することはなかっただろう。ただ理由の定かでない、悲哀感や寂しさとして、彼を支配し続けることになったのかもしれない。

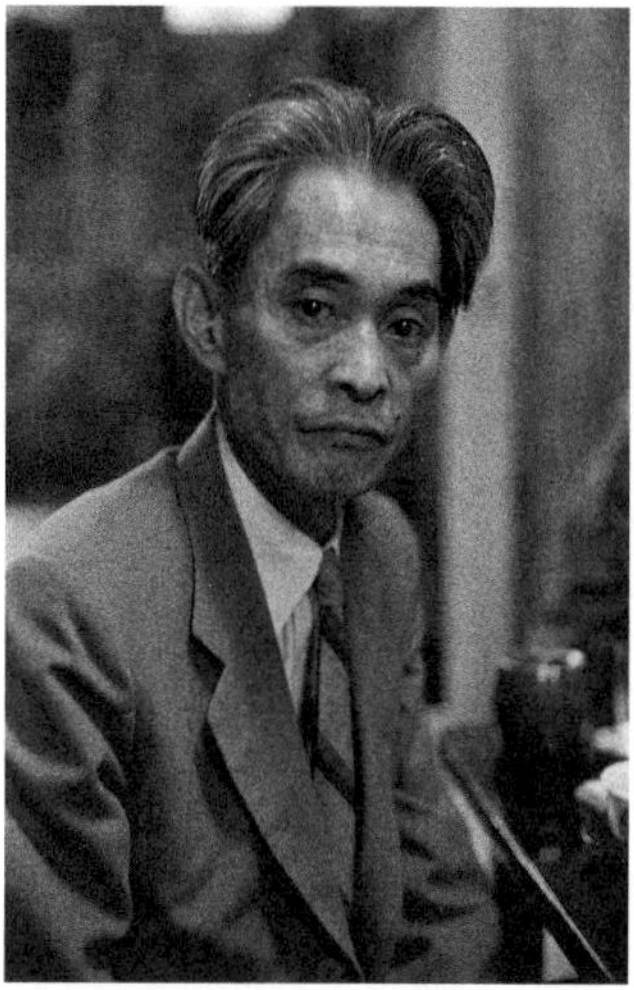

川端康成（©文藝春秋／amanaimages）

川端は虚弱で、小学校に上がるころまで、「まともに米の飯が食べられなかった」というほど食が細く、学校も休みがちであったため、よくいじめられた。生まれつきの体質もあるだろうが、それ以上に、母親を喪ったことによる愛着障害で、成長に影響が起きていたと考えられる。

肉親と縁の薄い人生は、その後も続く。ひ弱な彼の面倒を見、ひたすら守ってくれていた祖母を七歳のときに喪うのである。川端少年は、衰えの目立つ祖父までもが、いなくなってしまうのではないかという思いを抱きながら、子ども時代を過ごすことになる。友だちの家に遊びに行き、帰りが遅くなったりすると、目の見えなくなっていた祖父のことが心配でたまらなくなった。

そんな川端少年の楽しみは、庭に生えた木斛《もっこく》の木に登って、読書をすることだったという。現実の世界が、いつどうなるかわからない寄る辺《べ》なさのなか、本の世界だけが、川端少年にとって、安全な避難場所となっていったに違いない。

そして、十五歳のときには、その祖父まで看取ることになる。そのとき書かれたとされる『十六歳の日記』には、祖父が衰弱していくさまが、冷徹とも言える写生文で、淡々と写し取られている。満十五歳の少年にしては、一種異様とも言える、情に曇らされることのない筆遣いである。そこにも、感情に流されず、事実だけを冷静に見つめるという回避型愛着の特徴が刻印されていると言えるだろう。

親がどんなに子どものことを愛し、そばにいて愛情を注ぎ続けたいと思っても、死によって、存在することを禁じられてしまえば、困っている子どもに、何をしてやることもできない。ましてや幼いころに死に別れてしまえば、何か助けになることを、子どもの記憶に残してやることもできない。

K君の場合

親をうしなうという場合も、その影響は離別の時期により違ってくる。とりわけその時期が、臨界期に重なっていると、決定的とも言える影響を受けやすい。同じきょうだいでも、離別時期の違いから、その後の成長にもたらす影響が異なることになる。

K君の母親が、家族のもとを去って、遠く離れた実家に戻ってしまったのは、K君が一歳になったばかりのときであった。まだ離乳を終えていない時期だったので、しばらくは成長が止まってしまったほどである。父親は働かねばならず、K君と二つ年上の兄は昼間保育所に預けられた。兄は間もなく保育所に慣れたが、K君は一向になじめず、家でも夜泣いてなかなか眠らなかった。乳の出ない父親の乳房を吸いながら、ようやく眠ることもあったという。

二人が五歳と三歳になったとき、どうしても母親に会いたいと兄が言いだした。父親はそれを許し、二人だけで遠く母親のもとまで旅をし、会いに行った。こうして母親と対面した

K君だったが、母親の記憶がまったくなかったらしく、なかなかなじもうとしなかった。しかし、はるばる自分に会いに来た息子たちの姿を見て心を動かされた母親は、夫のもとに戻ることを決意する。

翌年、兄の小学校入学の前に、母親が家に戻ってきた。兄は大喜びだったが、K君は、どんなふうに接していいのか、わからない様子だったという。

その後の成長も、兄弟で対照的だった。兄は活発かつ社交的で、母親にも遠慮なく甘えることができたが、K君は無気力で友達づきあいも少なく、母親にいつも遠慮して、本心から打ち解けることはなかった。

しかし、ごく幼いころに母親との離別や死別を経験した場合でも、代わりの養育者によって愛情が十分補われれば、その影響は軽微となる。逆に過保護に育てられたり、複数の養育者が関わったりすることによってマイナスの影響が生じるケースも少なくない。母親の代わりをするということは容易なことではない。

ルソーの場合

『社会契約論』『エミール』『告白録』などの名著で知られ、後世に多大な影響を与えたジャン＝ジャック・ルソーは、子ども時代だけでなく大人になってからも、愛着障害の人にみられる典型的な特徴や症状を示した人である。

ルソーは、スイスのジュネーブで、時計師の父親と牧師の娘である母親との間に、二人目の子どもとして生まれた。しかし、母親はルソーの誕生の直後に亡くなった。ルソーの面倒をみたのは父親と、未婚の叔母であった。父親は、愛する妻の忘れ形見の息子を溺愛《できあい》した。ルソー自身、「王子でも、私の幼時以上に、大切にされることはまずなかろう」（『告白録』井上究一郎訳）と述べているほどである。

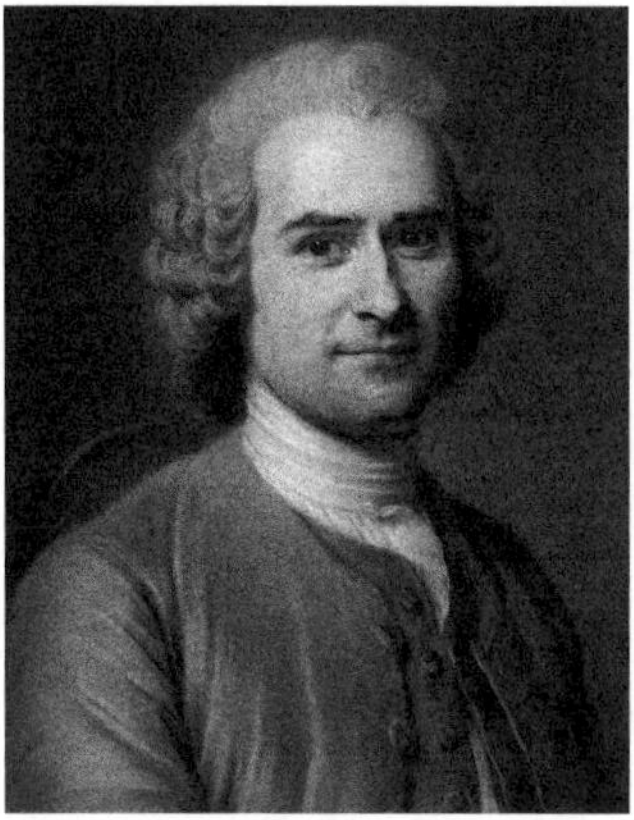
ジャン＝ジャック・ルソー（写真提供：アフロ）

ルソーは利発な子どもであったが、幼いころから、その後も続くことになる問題行動を示すようになっていた。物を盗《と》ったり、嘘を吐《つ》いたりとともに、いたずらもひどかった。子どものいたずらといっても、少し常軌《じょうき》を逸《いっ》しており、食べ物の入った鍋にこっそり小便をするといった、隠微な快楽を伴うものであった。盗み、虚言、度の過ぎたいたずらといったものは、愛着障害の子どもに、しばしばみられる典型的な問題行動である。

甘やかされて育てられても、母親の愛情の欠如を補うことはできていなかったと思われる。しかも父親というのが、どこか子どものような人物で、亡くなった妻の話をした後に、息子に向かって、「お母さんをかえしておくれ、この私をなぐさめておくれ」(同)と泣き出すこともあったという。幼いルソーは、自分が生まれながらに背負った罪を感じて育つことになった。

養育者の交替

養育者の不在とともに、愛着障害の原因として重要と考えられるのは、養育者の度重なる交替である。養育者の不在を補おうとして、臨時の養育者が現れ、子どもと関わり始めるのであるが、また、その養育者がさまざまな事情で関われなくなり、次の養育者の手に渡るという、たらい回しの状況は、もっとも好ましくないと言える。

臨時の養育者から、元の養育者のところに戻されるというケースも多いが、その場合も、離れている期間が長すぎると、もはや臨時とはいえず、臨時だった人が愛着対象となっているということも起きる。しかしその結果、子どもに二重の対象喪失を味わわせることになり、愛着にさらに傷をつけるということも起きる。

施設に預けられている子どもの場合、絶えず養育者が交替するという状況にさらされる。そのため、できるだけ同じ職員との関係を持続的なものにするように気を配らないと、脱愛着がどんどん進んでいき、誰に対しても信頼や愛情を抱きにくい人間にしてしまう危険がある。

漱石の場合

大人になっても、愛着障害を引きずり続けた偉人は数多い。文豪夏目漱石も、その典型的な一人である。彼は生涯愛着障害を抱え、それを克服しようと文学者になった人物だと言える。

夏目漱石、本名夏目金之助が生を受けたのは、幕末の一八六七年のこと。父親は五十歳、後妻だった母親は四一歳で、八人兄弟の末っ子であった。母親は、この年で子どもを産むのはみっともないと後々まで語っていたというから、漱石は予期せざる、そして歓迎せざる子どもだったのだろう。

そうしたこともあって漱石は、生まれて間もなく里子に出された。貧しい古道具屋の夫婦のもとだったという。しかし、籠《かご》に入れられ、店先にガラクタと一緒におかれているのを、たまたま通りかかった姉がみかけ、あまりに不憫《ふびん》だったので連れ帰ってしまった。けれども、家にはおいてもらえず、今度は塩原昌之助という、以前、夏目家の書生だった人物の養子となったのである。

子どものいなかった塩原夫婦は、幼い漱石を溺愛した。実子として戸籍に入れ、わが子以上に可愛がった。夫婦は吝嗇《けち》なところがあったというが、子どもには出し惜しみをしなかった。玩具であれ錦絵《にしきえ》（今日の絵本に相当するだろう）であれ、ふんだんに買い与えた。着る物も、越後屋（三越の前身）に連れて行って、あつらえたという。特別裕福でもない一家としては、かなり贅沢《ぜいたく》をさせたと言っていいだろう。

この夫婦は、幼い漱石に、「お前のお父さんは誰だい？」「お前のお母さんは誰だい？」と、強迫的なまでに尋ねたという。幼い漱石は内心辟易《へきえき》しながらも、両親の気に入るように二人を指さすのだった。ことに養母の方が執拗《しつよう》で、それでは安心できないらしく、「本当は誰の子なの？」「誰が一番好きだい？」と自分の気に入る答えが返ってくるまで、質問を繰り返すのだった。

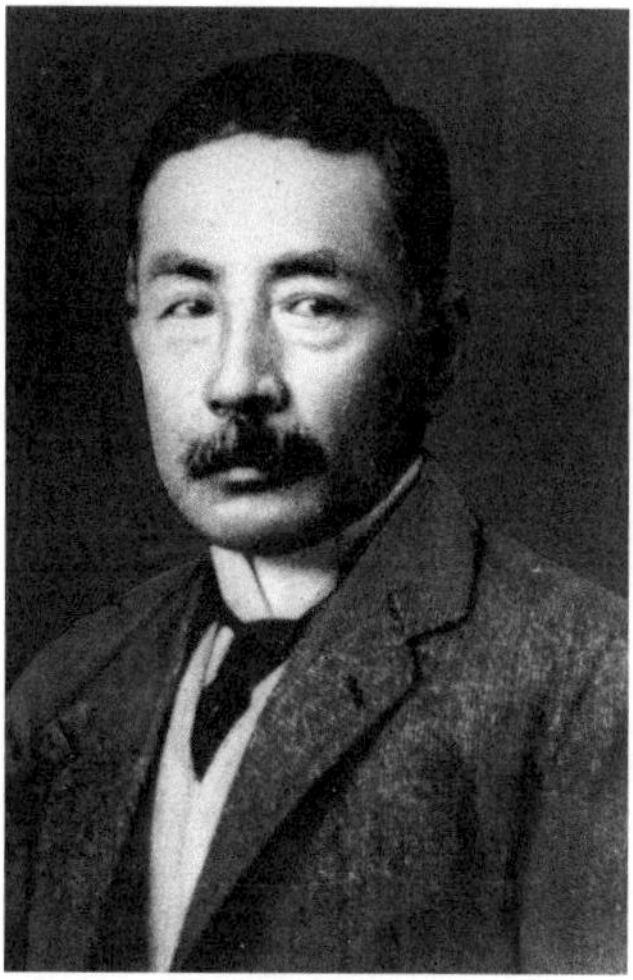
夏目漱石（写真提供：アフロ）

後に漱石は、晩年に書かれた小説『道草』において、養父母の愛情をこう分析している。

「けれども其《その》愛情のうちには変な報酬が予期されていた。金の力で美《うつ》くしい女を囲っている人が、其《その》女の好きなものを、云うが儘《まま》に買って呉《く》れるのと同じ様に、彼等は自分達の愛情そのものの発現を目的として行動する事が出来ずに、ただ健三（小説の主人公）の歓心を得るために親切を見せなければならなかった」（現代仮名遣いに改め。以下同）

漱石は子ども心に、二人の愛情にどこか自然な情愛とは異なる、押し付けがましさと違和感を覚え始めていたのかもしれない。そして、多くの子どもがそうするように、漱石も、親たちの期待に合わせて行動するしかなかったが、その反動は、問題行動となって現れ始めた。

強情、わがままが次第にひどくなり、

「自分の好きなものが手に入《い》らないと、往来でも道端でも構わずに、すぐ其所《そこ》へ坐《すわ》り込んで動かなかった。ある時は小僧の脊中《せなか》から彼の髪の毛を力に任せて挘《むし》り取った。

ある時は神社に放し飼《がい》の鳩を何《ど》うしても宅《うち》に持って帰るのだと主張して已《や》まなかった」（同）
強情やわがままや度の過ぎたいたずらといったものは、愛着障害の子にしばしばみられるものである。漱石は、さらに屈折した「症状」をみせた。

あるとき、夜中に縁側で放尿しながら眠り込んでしまった漱石は、自分の放った小便の上に転がり落ちて足を怪我《けが》した。やがて怪我は治ったが、漱石少年は歩こうとしなかった。養父母が心配しておろおろする様子が愉快だったからである。こうしたコントロール戦略は、第一章で述べた統制型の愛着パターンを思わせる。

後年の漱石に特徴的な、シニカルで、偽善をことさら暴くのを好む傾向も、その萌芽《ほうが》は幼いころからみられた。

今でいう演技性パーソナリティ障害の気《け》があった養母には、二枚舌なところがあった。お世辞を並べた相手がいなくなると、散々悪口を言ったりしたのである。漱石は、そのことを相手に暴露して、養母に恥をかかせた。それは、気性が真《ま》っ直《す》ぐだからというよりも、養母に対する信頼感が欠けていたことを表しているだろう。

シニカルで偽善を嫌う性格というものは、親に対して失望を味わったり、尊敬心を育めないでいることに由来することが多いが、その根底にはしばしば愛着の問題が横たわっている。

愛着障害の人は、誰に対しても心から信頼も尊敬もできず、斜《しゃ》に構えた態度をとる一方で、相手の顔色に敏感であるといった矛盾した傾向を往々にして抱えている。尊敬できない相手であっても、それにすがらずには生きていけないからである。

それでも、その後起きた不幸な事態に巻き込まれることがなければ、漱石が抱えることになる屈折は、もう少し柔らかなものになっていたかもしれない。

漱石が七歳のとき、養父母の夫婦仲が急に険悪となった。毎晩のようにいがみあいのけんかが繰り返され、互いに手や足まで出るようになったのである。原因は、養父の女性問題だった。

その顛末《てんまつ》として、漱石は、養家から牛込の実家に戻ることとなるのだが、決着をみるまでの一年半ほどの間、定まりのない暮らしを余儀なくされた。最初は、養母と漱石の実家に住んだ後、そこを出て養母と二人で暮らしたが、その間、漱石は養母に、「もうお前しか頼るものはない」と散々言われたようだ。しかし、養母との暮らしも、恐らくは経済的事情で行きづまり、浅草で愛人と暮らしていた養父のもとにやられると、そこで愛人の娘も含めた四人で暮らすことになった。さすがに、そんな状況を見かねた実家が、漱石を引き取ることにしたのだが、養家との悶着《もんちゃく》のため、夏目の戸籍に戻るのは、ずっと後のことである。親元に戻ったのだから結果オーライではないか、というわけはいかない。新しい養育者との間に愛着の絆ができかけると、大人たちの都合でそれが引きちぎられる。これでは、愛着の傷が癒《い》える間もない。こうして、養育者の間をたらい回しにされ、何度も見捨てられ感を味わったことは、漱石の生涯にその痕跡《こんせき》を残すこととなった。

実家に戻ったとき、漱石は実の両親のことを祖父母だと思っていた。実際、「おじいさん」「おばあさん」と呼んでいた。遅くできた子どもだったこともあって、両親とも、そう呼ぶのがふさわしいいくらい老け込んでいたのだ。両親の方も、それを改めさせようとはしなかった。十歳近くになるまで別々に暮らしてきた子どもに対して、親の方にも、どこか扱いに困っているようなよそよそしさがあった。末っ子には、甘えん坊が多いと言われるが、漱石は、実の両親に甘えることもなかったのである。

それでも漱石は、随筆『硝子戸の中』で、こう振り返っている。

「私は普通の末ッ子のように決して両親から可愛がられなかった。これは私の性質が素直でなかった為だの、久しく両親に遠ざかっていた為だの、色々の原因から来ていた。とくに父からは寧《むし》ろ苛酷《かこく》に取扱かわれたという記憶がまだ私の頭に残っている。それだのに浅草から牛込へ移された当時の私は、何故《なぜ》か非常に嬉《うれ》しかった」

漱石が、牛込の実家の両親のもとで暮らしたのは、記憶にもないわずかな間であった。しかし漱石は、牛込の実家に対しても、また、彼が祖母だと思っていた生みの母親に対しても、親しみと安堵《あんど》を感じたのである。

それは、血がつながっていたからではない。愛着が形成されていたからである。このことは、今日の愛着研究から容易に理解できる。もっとも強い愛着の絆が生まれるのは、生後半年から一歳半の間であるが、漱石が最初に里子に出されたのは生まれてすぐのことで、ほどなく姉によって連れ帰られている。その後、塩原昌之助と養子縁組をしたのが、一歳十か月ごろのことである。つまり漱石は、半年から一歳半という愛着形成の臨界期を、実家の両親のもとでおおむね過ごしたと推測されるのだ。特に生母に対しては、愛着の絆が形成されていたと考えられる。

それに対して、一歳半を過ぎて養子に出された塩原昌之助夫妻に対しては、実の親だと思って育てられてきたものの、臨界期を過ぎていたために、その絆は表面的なレベルにとどまってしまったのだろう。

それでも、養父母が安定した愛情を注ぐことができた場合には、通常の親子と変わらない愛着形成が起きるとされるが、漱石の養父母には、そうした面にどこか欠けているところがあったのだろう。養母自身も、不安定な愛着傾向を抱えていたため、安定した愛着を築くことができなかったのかもしれない。恩着せがましく何かと強要してくる養母よりも、養父に対して漱石は愛着を覚えていたのだ。

養母に対する醒めた態度とは対照的に、何年も離れて暮らしている実の母親に対して、漱石はもっと肯定的な感情を示した。「両親から可愛がられなかった」にもかかわらず、愛情のこもった愛着を示している。牛込の家に戻ってきたとき、安堵と喜びを感じたのは、意識化された記憶ではないが、もっと古い記憶によって、その場所が安心と喜びの時間と結びついていたからであろう。

「無意識の記憶」としてフロイトが述べたことは、今では、脳科学的にも裏付けられている。ことに扁桃体《へんとうたい》に刻まれた情動的な記憶は、無時間的なものであり、それがどこからやってきたものか、当人にもわからないという性質をもつ。ただ、過去の記憶を想起させる感覚に出会ったとき、心地よい感情や理由のわからない不安や恐怖にとらわれるのである。

捨て犬が、かすかな匂いの記憶を頼りに何年もかかって飼い主の家を探し当てるように、幼い漱石は、長く離れていた我が家に、生理的とも言える安堵を覚えたのである。生まれた家とも知らず、実の親とも知らず、とてもうれしそうにしている幼い漱石をみて、ひとりの女中《じょちゅう》が気持ちを抑えられなくなったのか、「誰にも言わないで」と念を押したうえで、こっそり本当のことを打ち明けてくれた。それを聞いた漱石は、「誰にも言わないよ」とだけ答えたが、「心の中では大変うれしかった」という。

しかし、親を慕う漱石の思いは、裏切られることになる。ことに父親の拒絶によって。「何しにこんな出来損ないが舞い込んで来たのかという顔付をした父は、殆《ほと》ど子としての待遇を彼に与えなかった」（『道草』）。養父母の前では優しかった実父の豹変《ひょうへん》に、漱石は戸惑い、傷つき、居所がないように感じたのである。母親は、父親に比べれば優しいところもあったが、漱石が実家に戻った五年後に亡くなってしまう。

それから、漱石少年はますます強情になり、いたずらやけんかがひどくなって、叱られたり、否定されたりすることが多くなったが、それも、愛着障害の子どもの典型的な経過だと言える。

漱石が、それから四半世紀後の三九歳のときに発表した『坊っちゃん』には、誰にも認められない寂しさを、突っ張ることで紛らわせていた子ども時代の自身の心境がよく反映されている。

無鉄砲でけんかっ早く、ひどいいたずらに明け暮れる主人公「坊っちゃん」。校舎の二階の窓から飛び降りたり、ナイフで指をざっくり切り込んだり、人参畑で相撲を取って荒らしたり、井戸を石や棒で一杯にして使い物にならなくしたりと、多動で衝動的なところは、現代ならば、すぐに「注意欠陥／多動性障害」とか、下手をすると「反抗挑戦性障害」「行為障害」といった大層な診断名がつけられるかもしれない。

「おやじは些《ちっ》ともおれを可愛《かあい》がってくれなかった。母は兄ばかり贔屓《ひいき》にしていた。この兄はやに色が白くって、芝居の真似《まね》をして女形《おんながた》になるのが好きだった。おれを見る度《たび》にこいつはどうせ碌《ろく》なものにはならないと、おやじがいった。乱暴で乱暴で行く先が案じられると母がいった。なるほど碌なものにはならない。御覧の通りの始末である。（中略）おやじは何にもせぬ男で、人の顔さえ見れば貴様は駄目だ駄目だと口癖《くちぐせ》のようにいっていた。何が駄目なんだか今に分らない。妙なおやじがあったもんだ」（『坊っちゃん』）

こうした一節にも、からりとしたユーモアの陰に、親から否定され続けてきた漱石の屈折した思いがにじんでいる。

しかも漱石には、実の親だけでなく、養父母との関係もあった。後年、養父は、二十余年ぶりに漱石の前に姿を現すと、金の無心をするようになる。漱石の方に、養父への情愛らしきものはみられない。「彼は二十余年も会わなかった人と膝を突き合わせながら、大した懐かしみも感じ得ずに、寧ろ冷淡に近い受け答えばかりしていた」と、その場面を『道草』の一節で描いた。

しかし、その一方で、周囲の反対にもかかわらず、養父との付き合いをむげに断ることもできずにいた。物心つく前から七歳まで、父親と呼んで育った相手に対して、周囲からは理解できない、心理的なつながりがあったというべきだろう。それは、不完全なものではあったが、やはり愛着と呼べるものだったに違いない。養父は、戸籍を戻すにあたって、養育料という名目ですでに手切れ金を受け取っていた。そのことを周囲から指摘されても、自分との関わりを求めてくる養父を、きっぱり拒むことはできなかったのである。

この養父に対する愛着ゆえに、実の父親との絆が育ちにくかったという面もあったかもしれない。子どもは、自分の親に対して忠節であろうとする。たとえ、親がその子を見捨てたとしても。不器用な子どもほど、忠節の相手を乗り換えることを拒む。行ったり来たりを繰り返した結果、漱石は、どちらの親に対しても、中途半端な絆しか結ぶことができなかった。それが、後々の漱石を脅かし続けることになる実存的な不安の根底にあったに違いないし、皮肉っぽい両価的な態度もそこに由来するのだろう。

漱石は、幼児期後期には、統制型の愛着パターンをみせたりしているが、その後、養育者が転々と変わるという体験のなかで、回避型の愛着スタイルを強めていったと考えられる。統制型と回避型の両方が入り混じった、特有のパーソナリティを発展させたのである。

人に容易に気を許さず、子どもの扱いも極度に苦手で、嫌ってさえいたといった面には、ただ人との交わりを気楽に楽しめない回避型の性向のみならず、思い通りにコントロールできない相手に対して、どう接していいかわからないという統制型の不器用さの名残りが表れているように思える。

しかし、愛着障害は、漱石に生きづらさを抱えさせただけではない。明らかに彼の創造力の源は、愛着障害とともに彼が抱えてきた悲しみや憧れ、自己矛盾にあった。不幸な生い立ちによる愛着障害を抱えていなければ、夏目金之助は生まれていても、夏目漱石は存在しなかっただろう。

太宰治の場合

太宰治については、あまりにも多くが語られてきた。薬物依存症であったことや心中未遂を繰り返したことの背景に、どういう精神病理があったのかということで諸説が唱えられたが、昨今は、境界性パーソナリティ障害ということで、大方の意見の一致をみている。だが、さらにその根底に何があったのかと考えたときに、愛着障害という答えに行き当たるのである。

太宰治もまた、愛着障害を抱えた人ゆえの苦しみを嘗《な》め、それを創作にぶつけたが、ついに克服しきれなかったと言えるだろう。愛着障害から境界性パーソナリティ障害へと移行していく場合、その人が何を体験するのか。太宰のケースは、その精神内界のドラマを、鮮やかに明らかにしてくれる稀有《けう》の一例でもある。

太宰の愛着障害の由来も、漱石のそれと似ている。太宰自身の言葉で、その間の事情を語ってもらおう。次は『新樹の言葉』という小説からの引用であるが、ほぼ太宰自身の体験に基づいたものと考えられる。

「私は生れ落ちるとすぐ、乳母にあずけられた。理由は、よくわからない。母のからだが、弱かったからであろうか。乳母の名は、つるといった。津軽半島の漁村の出である。未《ま》だ若い様《よう》であった。夫と子供に相ついで死にわかれ、ひとりでいるのを、私の家で見つけて、傭《やと》ったのである。この乳母は、終始、私を頑強に支持した。世界で一ばん偉いひとにならなければ、いけないと、そう言って教えた。つるは、私の教育に専念していた。私が、五歳、六歳になって、ほかの女中に甘えたりすると、まじめに心配して、あの女中は善い、あの女中は悪い、なぜ善いかというと、なぜ悪いかというと、と、いちいち私に大人の道徳を、きちんと坐って教えてくれたのを、私は、未《いま》だに忘れずに居る。いろいろの本を読んで聞かせて、片時も、私を手放さなかった。（中略）私は、つるを母だと思っていた。ほんとうの母を、ああ、このひとが母なのか、とはじめて知ったのは、それからずっと、あとのことである」

太宰のこの文章には、乳母《うば》に対する純粋な愛慕の念が、抑えがたくあふれだしているように思える。記憶から薄れかけていても、いったん思いがよみがえってくると、心の奥底にはっきりと存在していることを知る。それが愛着というものだ。

ひたむきな愛情をかけて育てられた子どもが、大人になって親を回想するとき、その言葉にあふれているのは、太宰が乳母について語るときのような、深い感謝と肯定感である。それは、親が誰よりも自分を肯定し、支持してくれたという、ありがたい思いである。

それは、太宰が、実の父母を語るときのよそよそしさや否定的なわだかまりに比べて、何という違いだろう。太宰にとっての不幸は、乳母に対して抱いた愛着を、両親に対して抱くことができなかったということである。そして、それは、それほどまでに懐《なつ》き、愛着していた乳母と、ある日突然別れねばならなかったという生涯消えぬ傷跡にも由来している。

「一夜、つるがいなくなった。夢見ごこちで覚えている。唇が、ひやと冷く、目をさますと、つるが、枕もとに、しゃんと坐っていた。ランプは、ほの暗く、けれどもつるは、光るように美しく白く着飾って、まるでよそのひとのように冷たく坐っていた。

『起きないか。』小声で、そう言った。

私は起きたいと努力してみたが、眠くて、どうにも、だめなのである。つるは、そっと立って部屋を出ていった。翌《あく》る朝、起きてみて、つるが家にいなくなっているのを知って、つるいない、つるいない、とずいぶん苦しく泣きころげた。子供心ながらも、ずたずた断腸の思いであったのである。あのとき、つるの言葉のままに起きてやったら、どんなことがあったか、それを思うと、いまでも私は、悲しく、くやしい。つるは、遠い、他国に嫁いだ。そのことは、ずっと、あとで聞いた」（同）

実の母親同然に慕っていた女性がある日突然、自分を見捨てたのである。事情はどうであれ、子どもにとっては、見捨てられたということに変わりない。愛着対象を突然奪われた子どもは、世界の土台をうしなうにも等しい打撃を受ける。

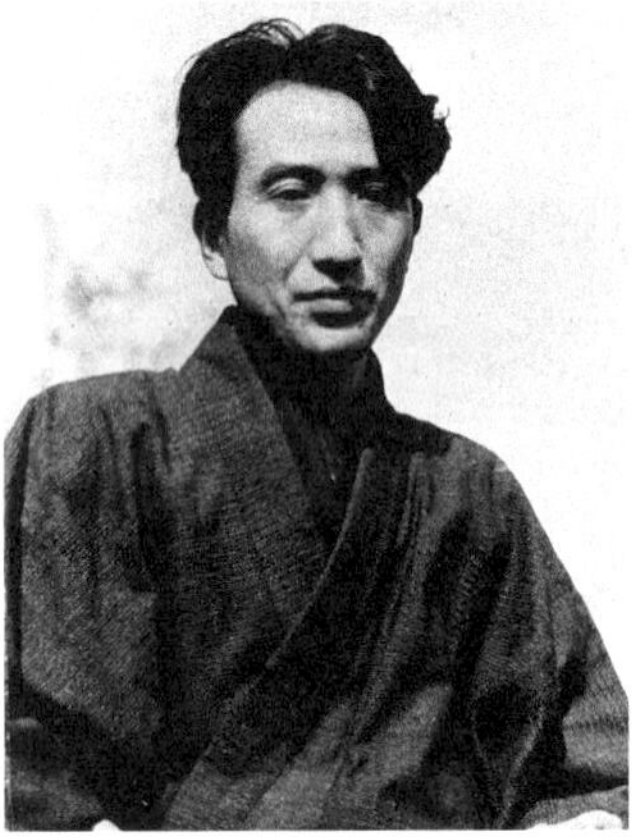
太宰治（©文藝春秋／amanaimages）

太宰はその後、乳母に一度だけ会ったという。
「私が小学校二、三年のころ、お盆のときに、つるが、私の家へ、いちど来た。すっかり他人になっていた。色の白い、小さい男の子を連れて来ていた。台所の炉傍《ろばた》に、その男の子とふたり並んで坐って、お客さんのように澄ましていた。私にむかっても、うやうやしくお辞儀をして、実によそよそしかった。祖母が自慢げに、私の学校の成績を、つるに教えて、私は、思わずにやにやしたら、つるは、私に正面むいて、『田舎では一番でも、よそには、もっとできる子がたくさんいます。』と教えた。
私は、はっとなった」（同）
愛着対象への思慕の情をその記憶と一緒に消し去るという脱愛着のプロセスは、確実に進んでいた。乳母のよそよそしさは、太宰のよそよそしさでもあっただろう。だが乳母のひと言によって、太宰は、自分が消し去ろうとしてきたものの存在に気がつき、はっとなったのである。

乳母が自分に期待しているものの大きさを感じて、太宰は背筋を伸ばす思いだったのだろう。その短いやり取りは、乳母の彼に対する愛情と期待が決して死に絶えたわけではないことを示している。

しかし、脱愛着のプロセスは進行し続けた。次第に、乳母のことは、太宰の記憶からも遠ざかっていった。「私が高等学校にはいったとし、夏休みに帰郷して、つるが死んだことを家のひとたちから聞かされたけれど、別段、泣きもしなかった。（中略）十年はなれていたので、つるが死んでも生きても、私の実感として残っているのは、懸命の育ての親だった若いつるだけで、それを懐しむ心はあっても、その他のつるは、全く他人で、つるが死んだと聞かされても、私は、あ、そうかと思っただけで、さして激動は受けないのである」（同）

愛着していたころの自分を消し去ることで、子どもは、のたうつような悲しみと苦しさから、自分を守るしかないのである。だが、それで問題が片付いたわけでは決してない。愛着対象への思いを切断するという荒療治は、何か大切なものも一緒に切断してしまう副作用を伴う。

太宰がなぜ実の親に対して、素直な愛情を感じることができなかったのか。親もまた太宰に対して、否定的な反応ばかりを返したのか。太宰が抱えることになる生きることに対する違和感の根っこは、生裂《なまざ》きにされた愛着にあるように思える。

太宰が『新樹の言葉』を書いたのは、彼が甲府にいたころで、心中未遂や薬物依存の泥沼から這《は》い出して、人生の再出発を図っていた時期であった。しかし、遺書として書かれた最初の作品『思い出』には、乳母という言葉は一言も出てこない。それらしき女性は、彼に本を読むことを教えてくれ、一緒にさまざまな本を読んだ「女中」として語られている。その女中に愛着していたことや、その女中がある日突然いなくなったという話は一致しているが、言葉をさほど費やすこともなく、さらっと触れているだけだ。この時期、彼はまだ、乳母との別離の傷跡に正面から向き合っていなかったのだろう。

親の愛着スタイルが子どもに伝達される

親の不在や養育者の交替が、愛着に傷跡を残すことは否定しがたい。しかし、養子になった人が、すべて不安定型の愛着スタイルを示すわけではないし、親がいなくても、親代わりの人に育てられ、安定した愛着スタイルを育む人も少なくない。逆に、実の親によって育てられても、不安定な愛着スタイルを示す場合もある。むしろ、昨今増えているのは、そうしたケースである。

前章でも述べたように、特別に問題のありそうにないふつうの家庭で育った子どもでも、三分の一が不安定型の愛着パターンを示し、大人のおよそ三分の一にも、不安定型愛着スタイルが認められている。

こんなにも多くの人が、幼いころに親との離別や死別、あるいは養育者の交替を経験していないことは明らかであるし、虐待を受けていたとも考えにくい。

では、いったい、そこには何が関わっているのだろうか。それについて、わかってきたことの一つは、親の愛着スタイルが子どもに伝達されやすいということである。

愛着スタイルは、さまざまな対人関係に影響するが、ことに、親になったときに、子どもとの関係において覿面《てきめん》にあらわれやすい。数多くの研究によっても、親の愛着スタイルが子どもの愛着パターンに大きく影響することが裏付けられている。つまり、不安定型の愛着スタイルをもつ親に対して、子どもは、不安定型の愛着パターンを示しやすいのである。

ことに、母親の愛着スタイルと子どもの愛着パターンは密接に関係し、母親が不安定型の愛着スタイルをもつ場合、子どもも母親との間に不安定型の愛着パターンを示しやすいことが明らかとなっている。また、養子となった子どものケースで、実の母親と養母のそれぞれが子どもにもたらす影響を比べてみると、実の母親の愛着スタイルよりも、養母の愛着スタイルの影響の方が、ずっと大きいのである。

つまり、実の母の愛着スタイルが不安定型であっても、育ての親が安定型ならば、子どもの愛着パターンも安定型となりやすい。逆もまた真なりである。繰り返しになるが、遺伝的要因よりも養育環境の影響が大きいのである。

もちろん、母親の愛着スタイルがもっとも影響が大きいものの、父親の愛着スタイルやその子の養育に関わった他の人物の愛着スタイルも影響を及ぼす。

父親と母親で愛着スタイルが異なっている場合には、安定型の愛着スタイルをもつ方の親との関係が、不安定型の方の親との間に生じやすい不安定型の愛着パターンを補ってくれることもある。また、その後出会う人との関係によって、修飾や修正を受け、十代初めごろに愛着スタイルとして固定していく。

愛着障害を抱えていたミヒャエル・エンデの母親

『はてしない物語』『モモ』などの名作で知られるドイツの作家ミヒャエル・エンデは、不安定な愛着を抱え、それを克服した人でもある。エンデの愛着の不安定さの源をたどると、おそらく母親が抱えていたと思われる愛着の問題にさかのぼることになるだろう。

エンデの母ルイーゼは、息子以上に波乱万丈の人生を送った女性であった。彼女はその生い立ちから極めて過酷な試練にさらされた。彼女が生まれて四か月のとき、製鉄所で働いていた父親は、煮えたぎる溶鉱炉のなかに落ちて、亡くなった。そして、母親も彼女が三歳半のときに病気で亡くなり、残されたルイーゼは孤児院に送られ、そこで育ったのである。
十五、六歳で孤児院を出ると、パレスチナで社会活動をしている異母姉を頼ってその手伝いをしていたが、雑用ばかりであまりやりがいを感じなかったため、ドイツに戻った。折しも第一次大戦が始まったときで、彼女は速成の看護師養成の募集に応じて看護師となると、負傷兵の手当てに明け暮れた。戦争が終わると、わずかな蓄《たくわ》えを投じて、レースの肌着やネグリジェを売る小さな店を開いた。それが大繁盛し、十人もの縫《ぬ》い子を抱えるまでになった。
食べていくには余りあるほどだったが、そんな暮らしに彼女は飽き足らなかった。すでに三十代になっていたルイーゼは、ヨハネス・ミュラーという人物が開いていた、今でいう癒やしのための合宿セミナーのようなものに参加しようと、ドイツアルプスの山麓《さんろく》にあるエルマウ城に出かけた。今日ではコンサート会場としてもよく使われるこの城は、ミュラーが伯爵夫人の支援を得て、「現世の隠れ家《が》」として建造したもので、彼の教えを請おうとする人々が、各地から集まっていたのだ。

人生の知恵を説く老賢者ミュラーの教えとアルプスの自然がすっかり気に入ったルイーゼは、ここで暮らしたいと考える。そう意を決するや、行動力のある彼女は繁盛していた店をたたみ、エルマウ城からほど近いガルミッシュ村に居を移し、観光客相手のアクセサリーの店を開いたのである。

それからさらに何年か経ったある雨の日、その店に若く美男子の画家エドガーが、ぶらっと立ち寄った。何を買うでもなく、一向に店を出ようとしない客に苛立ったルイーゼが、彼に向かって発した言葉は、「いい加減に出て行ってよ!」だったという。しかし、エドガーと言葉を交わしているうちに、雨のなかに追い出すのもかわいそうになったのだろう、「仕方がないからお茶でも飲んでいってください」という話になった。当時エドガーは二七歳、ルイーゼはすでに三六歳になっていたが、やがて二人は恋におちた。そして、翌年の一九二九年二月に結婚したのである。

その年の十月、ニューヨークのウォール街で株価が大暴落した。その余波はやがて世界中に波及し、不景気と失業、ナチスの台頭《たいとう》という暗黒の時代を迎えることになるのだが、エンデ家にとっては、それどころではなかった。十一月に、息子のミヒャエルが生まれたからだ。頼れる父も母もおらず、孤児として生き抜いてきた女性が、三七歳でようやく幸せを手に入れたのである。その人生の軌跡には、ルイーゼという女性が抱えている困難とともに、彼女の強さが表れている。

三七歳まで彼女が結婚せず、宗教的な教えに自分の支えを求めようとしたことは、彼女が、他人と親密な関係に踏み出せなかったことを示している。愛着不安とともに、強い愛着回避を抱えていたのだろう。それらは、結婚してからも、夫との関係にしばしば困難をもたらすことになった。その困難とは、大きく二つの問題に要約できる。

一つは、相手の愛情を執拗なほどに確認することであった。少しでも、エドガーが他の誰かに親切にしたり、関心を示そうものなら、ルイーゼは、激しい不安と怒りにとらわれたのである。

もう一つは、相手の欠点や失敗に対して、容赦なく責めたてたことである。これも、愛着不安の強い人にみられやすい傾向である。しかし、こうした傾向は、二人の信頼関係を育てるより、傷つけることにつながってしまう。

長く困難な日々をともに乗り越えながらも、後にエドガーが新しい伴侶《はんりょ》のもとに走ってし

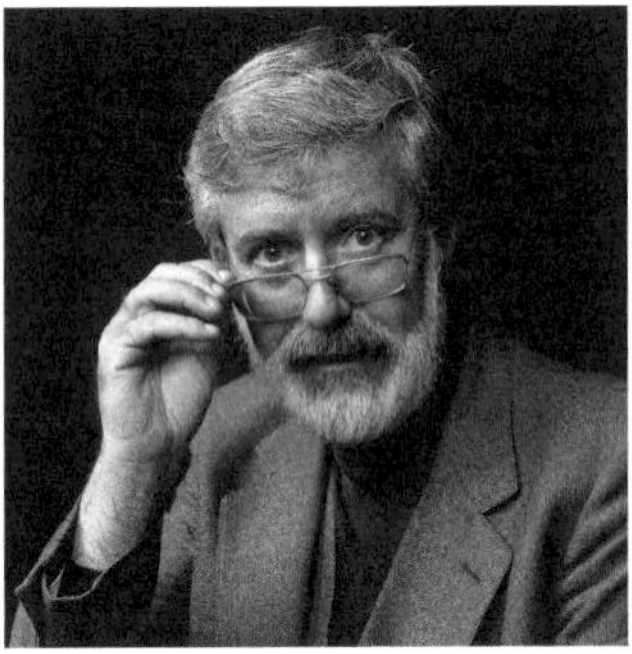

ミヒャエル・エンデ（写真提供：アフロ）

まった背景には、ルイーゼのそうしたネガティブな攻撃性に、嫌気がさしたということがあるだろう。どんなに我慢強い人であっても、責められたり非難ばかりされながら、一生を終えたいとは思わない。

一方、夫のエドガー・エンデは、妻に比べれば、ずっと平穏に育ち、気性も穏やかで、忍耐強い性格の持ち主だった。しかし、愛着という点においては、小さな傷を抱えていたようだ。

ルイーゼと知り合ったころのエドガーは、まだ駆け出しの画家であったが、すでに一度離婚歴があった。彼がガルミッシュ村にやってきたのは、実は交際中のユダヤ人の少女を追いかけてのことだった。少女の両親がこの貧乏画家を嫌って、娘を寄宿学校に入れてしまい、その学校がガルミッシュ村にあったのだ。

こうした両親のもとに、ミヒャエル・エンデは生まれたのである。二人とも、ミヒャエルを非常に可愛がった。ことに、ルイーゼにとって、わが子をその手に抱くことは、半ば諦めかけていただけに奇跡のような出来事であった。ミヒャエルは彼女にとって、まさに「奇跡の子」であり、あまりにも特別な存在だったのである。

しかし、父親のエドガーには、現実回避的なところがあった。生活が苦しくなり、妻との間にも諍《いさか》いが多くなると、次第に子どもがいることが重荷に感じられるようになったのである。ある日、幼いミヒャエルは、父親がこう言うのを聞いた。「子どもなんか、作るべきじゃなかった」。エドガーにとって、好きな絵を描いて暮らすことが、何よりも大切なことだったのだ。

夫婦の関係は、常に不安定なものであった。妻の傷つきやすさと攻撃に付き合ううちに、夫の方も傷つきやすくなり、すぐ罵《のの》り声をあげるようになっていった。些細《ささい》な行き違いも、たちまち大ゲンカに発展するのだった。

クリスマスのような特別なイベントのときでさえも、例外ではなかった。何日もかけてプレゼントを用意し、料理を作り、いよいよ食事の席に着くというときには、二人ともすでに疲れ切っていて、些細なことで互いに引き金を引き、何もかも台無しにしてしまったのだ。クリスマス・プレゼントをもらっても、たいしてうれしくなさそうなわが子の姿に、両親は、「この子はあまり自分の感情を表さない子だ」と思ったというが、両親がケンカをしていたのでは、それも仕方がないだろう。

過保護といっていいほど可愛がられる一方で、ミヒャエルは絶えず、父親と母親が、罵倒《ばとう》し合うのを聞いて育った。ミヒャエルは、幼いころから「自分が二人をつなぎ止めなければならないと思っていた」と言う。自分が良い子にしていなければ、父親と母親は別れてしまうという気持ちを、ずっと抱いていたのである。こうした境遇は、反抗的な一面と、相手の顔色を見て相手を喜ばせようとふるまう性向の混じった、複雑な性格を育むことになった。

これは、愛着パターンの一つで、親を自分の力で何とかコントロールしようとする、統制型と呼ばれるものだ（40ページ参照）。そうした傾向は、自分の本心を隠す傾向にもつながりやすいが、サービス精神旺盛で、演技的にふるまう能力を育むことも多い。エンデが、最初俳優として身を立てようとしたことには、そうした幼いころの体験も与《あずか》っていたのだろう。

愛着スタイルと養育態度

愛着スタイルが親から子に伝達されやすいのは、具体的には、どういうことによるのだろうか。両親が揃っていて、ちゃんと養育を行っていたという場合にも、子どもが不安定型愛着を示すことは少なくない。なぜ、そうしたことが起きるのだろうか。

それに対する一つの答えは、親の関わり方と関係があるのではないかということである。回避型の愛着パターンを示す子どもでは、母親は子どもに対して、感受性や応答性が乏しい傾向が認められている。平たく言えば無関心で、あまりかまわないのである。

一方、抵抗／両価型の愛着パターンを示す子どもの場合、母親自身不安が強く、神経質だったり、子どもに対して厳格すぎたり、過干渉だったり、甘やかしたりする一方で、思い通りにならないと、突き放す態度をとるといった両価的な傾向がみられる。子どもを無条件に受容し、安心感を与えるというよりも、良い子であることを求める傾向が強いのである。そのため、子どもは陰日向のはっきりした、二面性を抱えやすい。

混乱型と呼ばれる愛着パターンの子どもでは、母親の態度や気分によって、反応パターンが大きく変動するのが特徴で、母親が精神的に不安定であったり、虐待を行っている場合に認められやすい。

エンデの場合には、愛着不安の強い不安型の母親と、何事にも距離をおこうとする回避型の父親との間で育ったが、どちらかというと母親に近い不安型愛着の傾向が強く、それを克服するのに、周囲の気分をコントロールしようとする統制型を発展させたようにみえる。しかし、少なくともエンデには、母親の過剰とも言える愛情があり、母親との愛着自体は、比較的安定したものであった。それが、彼の人生を守ったことは疑いない。その意味では、次のビル・クリントンの場合にも、同じことが言えるだろう。

ビル・クリントンの場合

ビル・クリントンは、自らアダルト・チルドレンだと告白していることにも示されているように、かなり深刻な愛着障害を抱えて育った。

将来のアメリカ大統領が、母親のおなかのなかにいるとき、実の父親は交通事故で亡くなってしまった。ビルが生まれて一歳になるかならないかのとき、母親は将来の生活のため一念発起して看護師になろうと、学校のあるニューオリンズへと旅立ってしまった。幼いビルは、祖父母のもとに残されたのである。

この時点でビルは、母親との愛着の絆を引き裂かれ、愛着に傷を抱えることになるが、ことはそれだけでは終わらなかった。祖父母がビルを厳しくしつけたこともあって、なおのこと楽しい幼年期とはならなかったのである。

そのころのことについて取材を受けたとき、クリントンはかなり時間をかけた末、やっと二つの楽しい思い出を回想することができたという。一つは、セントルイスへ電車で行ったこと、もう一つは釣り旅行に出かけたことだった。思い出すことへの抵抗は、そのころの記憶と向き合いたくないという無意識の回避が働いてのことだろう。

看護師となった母親が、ビルを迎えにやってきたが、それは新たな苦難の始まりだった。母親は、新しい夫ロジャー・クリントンを連れていた。しかし、新しく父親になる男のことも、自分の娘のこともあまり信用していなかった祖母は、孫を渡すことを拒んだ。すったもんだの諍いは危うく法廷闘争となりかけたが、寸前に母親が勝ちを収め、わが子を連れ去った。しかし、母親同然に自分を育ててくれていた祖母と実の母親とがいがみ合い、その板挟みになったことは、ビル少年の愛着にさらに傷を負わせたはずである。

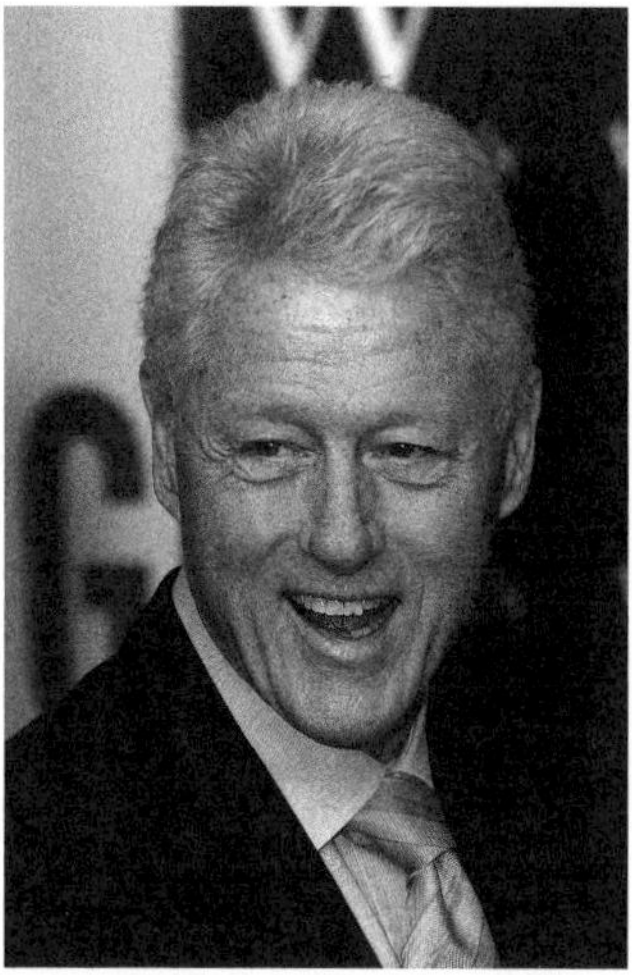

ビル・クリントン（写真提供：アフロ）

新しい父親ロジャー・クリントンは、祖母が見抜いた通り、大酒のみのろくでなしだった。せっかく開いた車の販売代理店を博打《ばくち》のカタに取られてしまうと、後は酔っぱらっては、女房や義理の息子に暴力をふるうぐらいしか能がなかった。

だが、母親の方も、それに負けないくらいしたたかな女性で、売春婦たちを相手に性病の検査をして、結構な稼ぎをあげるようになった。生活のために、看護師免許をフル活用したのだ。しかし、仕事が忙しかったうえに、遊ぶことにも熱心だったので、ビルに十分な愛情が注がれたとは言い難かった。

母親には浮気性なところがあり、嫉妬《しっと》に狂った義父と母親は、毎晩のように大ゲンカをした。母親自身、こう述べている。「家に帰ってから夜が明けるまで、私たちの家はまるで精神病院でした」と。しかし、それは精神病院を誤解している。夜の精神病院は、静かに寝静まり、病室にはいびきの音しか聞こえないからだ。

義父と母親は口げんかだけでは足りず、お互いが銃を持ち出すこともあったという。実際、寝室の壁には、発砲してできた弾痕《だんこん》が残っていた。

しかし、そんな母親に対して、ビルは驚くほど従順だった。祖母も母親も、そしておそらく義父さえも愛していたビルは、強い個性の間で微妙なバランスをとらねばならなかった。不安定型の愛着は、しばしば人の顔色に敏感で、相手にうまく合わせる能力の過形成を伴うが、ビルの場合にも、そうしたことが起きたと言えるだろう。

だが、表面では合わせていても、内心まで隠しおおせるものではない。深刻な愛情不足は、ビルの肉体にある特徴的な変化をもたらした。異常なほどの肥満体になったのだ。幼稚園のときには、縄跳びに足を引っかけて躓き、脚の骨を四か所も折る怪我をしたこともある。

みじめで不安定な家庭生活とは裏腹に、ビルは、周囲から明るく社交的で、幸福な子どもだと思われていた。彼はそう思われるように振る舞うことで、バランスをとることを覚えていたのだ。演じること、嘘を吐くことは、そのころからビル・クリントンの「天性」であったと、多くの証言が裏付けている。

後に、ホワイトハウスで起きた大統領による前代未聞のセックス・スキャンダルにからんで、大統領から性的なハラスメントを受けたとされた女子大学生モニカ・ルインスキーは、「ビル・クリントンは、幼いころからずっと、嘘と欺きの人生を送ってきた、と言っていました」と証言している。

それでも、母親は常にビルの味方であることには変わりなく、母親の機嫌をとるという統制型愛着の傾向はみられるものの、二人の間の愛着の絆は不安定ながら保たれていた。その点に、まだ救いがあったと言えるだろう。母親との愛着が、もっと不安定なものであると、子どもに及ぶ影響は、さらに深刻になりやすい。例えば、次のヘミングウェイのケースのように。

ヘミングウェイの場合

『武器よさらば』『誰がために鐘は鳴る』『老人と海』などの傑作で知られるアメリカの作家アーネスト・ヘミングウェイは、母親との間に激しい葛藤《かっとう》を抱えていたことが知られている。

裕福な家庭に生まれ育った母親は、オペラ歌手を目指し、一度はマディソン・スクウェア・ガーデンのステージにも立ったこともあるほど、音楽的な才能に恵まれた女性であった。しかし、お嬢様育ちで、しかも際立った才能もあるとなると、家事や育児といった家庭的なことはおろそかになりがちであった。掃除や料理はことに嫌い、子育てにも無関心だった。小さな子どもの世話も、お乳を飲ませるのと美声で子守唄を歌う以外は、乳母やお手伝いさんに任せきりであった。

そんな奥様のわがままぶりに嫌気がさして、お手伝いさんが次々辞めてしまうというぐあいで、お手伝いさんが不在の間は、医師である夫が家事をしなければならないこともあった。そうしたことも、夫婦の間に溝を作る一因となった。夫は妻に頭が上がらず、それは妻の実家の方が裕福であったことに加えて、結婚当初、夫の収入はわずかなもので、弟子を五十人も抱えた妻の方が、夫の二十倍も稼いでいたという事情があった。気の強い妻に対して、夫ははっきりと自分の気持ちを主張できない不器用なところもあった。そうして、我慢と忍耐を重ねたことが、後の悲劇につながったとも言えるだろう。

子どもの教育方針やしつけをめぐっても、夫婦の間にはすれ違いがあった。夫はピューリタンの伝統を受け継いだ勤勉かつ誠実な人物で、自然のなかで猟や釣りをして獲物を料理するといった、今でいうアウトドアの活動を好んだ。そして息子にも、銃や斧《おの》の使い方とともに、忍耐力や克己心を教え込んだのである。ヘミングウェイが後年、釣りや狩猟に熱中したのも、父親から受け継いだものが大きかったと言える。

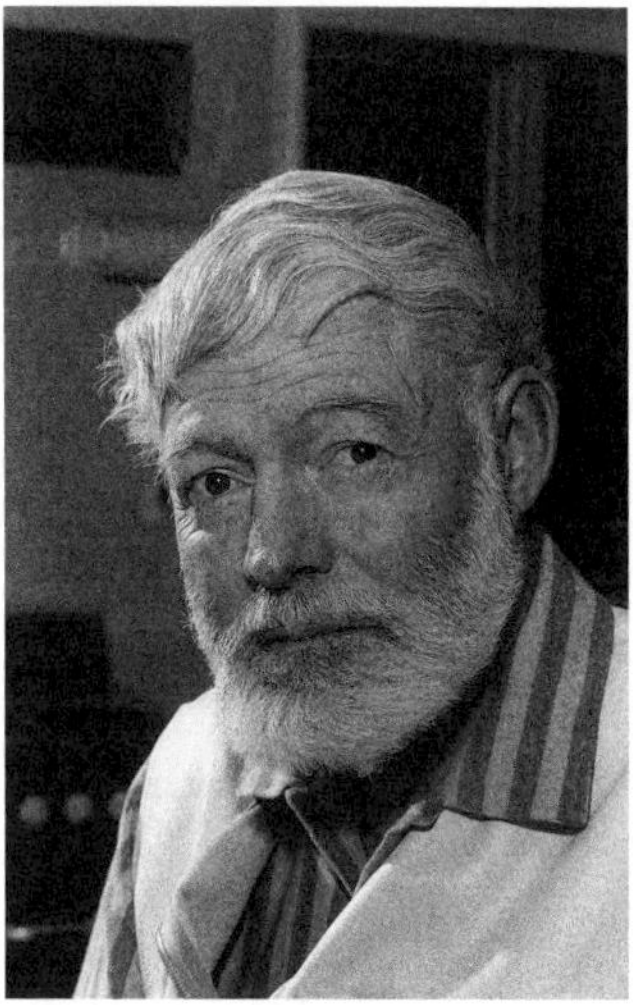
アーネスト・ヘミングウェイ（© Corbis／amanaimages）

一方、母親は、芸術に目を向けさせようと、ヘミングウェイを子どものころからコンサートや美術館に連れ出した。だが、この母親のやり方には、どこか子どものためというよりも、自己満足のためというニュアンスが濃かった。それを端的に示しているのは、彼が幼いころ、女の子の格好をさせられて育てられたことである。母親は、双子の女の子を育てたいという願望をもっていて、それを実現するために、彼は一歳年上の姉と、そっくり同じ格好をさせられた。その上に、二人の学年を同じにするために、姉の方に、一年余分に幼稚園に通わせるということまでさせた。母親は自分の理想のために、わが子を人形のように扱ったのである。

幼いころは、母親のなすがままだったヘミングウェイだが、次第に母親に対する反発や嫌《けん》悪《お》感を示すようになる。二人の関係はぎくしゃくし通しで、彼が成人するころには修復不能なものになっていった。その根底にあったのは、母と子の間にあるはずの情愛の欠落である。そのことに、彼は苛立ちとともに罪悪感を覚えてもいた。

一方、母親に比べて親近感を抱いていた父親だったが、その関係も、それほど単純なものではなかった。厳格かつ潔癖な父親は、不寛容で神経質な面を備えていて、子どもがきちんとしていなかったり、言うことを聞かなかったりすると、すぐに苛立って、殴りつけることもあった。そうした父親に対しても、彼は怒りや反発を感じていたのである。

母親との愛着は、愛情が希薄なうえに、見捨てられ不安も混っていたと言えるだろうが、父親との愛着も安定したものとは言えなかった。その状況に、ねじれを加えることになったのは、父親の自殺という思いがけない事態であった。父親に対する反発は罪悪感へと変わり、それを補償するために、母親に対する反発は、父親を死に追い込んだ張本人に対する憎しみへと変わっていった。

ヘミングウェイが作家として成功し、大金が舞い込んでくるようになったころ、母親は経済的に逼迫《ひっぱく》していた。母親に泣きつかれたヘミングウェイは、仕送りすることに同意したが、その態度は極めて冷ややかなものであった。

ネガティブな態度や厄介者扱い

不安定型の愛着スタイルを生む重要な要因の一つは、親から否定的な扱いや評価を受けて育つことである。子どもが人並みより抜きんでた能力や長所をもっていても、親はその子を否定的に育てるということがある。まったく厄介者扱いすることさえある。

その典型的な例は、太宰治のケースであろう。彼が遺《のこ》した有名な一句、「生まれて、すみません」は、彼の心の本質を、もっとも端的に表した言葉だと言えるだろう。太宰は幼いころから、親に認めてもらえないという感覚を抱いていた。それは、太宰の錯覚でも思い込みでもなかった。実際、両親は、太宰の誕生をあまり喜ばなかったのである。

太宰も、漱石と同様、母親が年をとってからの子どもだった。母親は、こんな年で産んで恥ずかしいという気持ちもあって、息子のことをあまり可愛がらず、乳母に預けたり、女中に面倒をみさせたりということが、自然に多くなったのである。そうした母親の気分は父親にも伝染し、父親は何かと太宰に対して批判的、否定的であった。それは、彼が心中未遂を起こすなど、新聞沙汰《ざた》になって親の顔に泥を塗るずっと以前の、彼が小学生だったころからみられた傾向であった。

親から否定的な評価しかされなかった子どもが、親をもっと困らせるようなことをしてそれを実現することは、よくあることだが、こうしたことは、愛着障害のケースでは頻繁にみられると言ってよい。否定的な扱いを受けて育った人は、どんなに優れたものをもっていても、自己否定の気持ちを抱えやすくなる。

親に認めてもらえなかった中原中也

親友の大岡昇平によると、中原中也は、故郷の実家に帰ることを避けていたという。軍医から開業医となった父親に対して、中也は不肖の息子という思いを生涯拭《ぬぐ》い去れなかったのである。

中也は父親が三二歳、母親が二九歳のときにできた最初の子だった。二人の喜びはことさらで、長男に掛けた期待もそれだけ大きかった。中也の子ども時代をもっとも端的に表すエピソードは、外で他の子どもたちと遊ぶことや水泳を禁じられていたというものである。中也が周囲の環境に染まるのを懸念《けねん》し、また危険を恐れてのことだった。しかし、そうした過保護は、子どもの成長を歪《ゆが》めるだけでなく、親との関係までも歪んだものにしてしまう。それは、中也が父親の葬式の際に帰郷しなかったことにも表れているだろう。

次第に反抗的になり、手に負えなくなった中也を、両親は九州のお寺に「思想矯正」のために預けるという強硬手段に出る。だが、それで事態が改善するはずもなかった。問題は、中也ではなく、子どもを期待通りの鋳型《いがた》にはめこもうとしている親の方針や、父親とはまるで異質な中也の特性がまったく理解されないことの方にあったからだ。

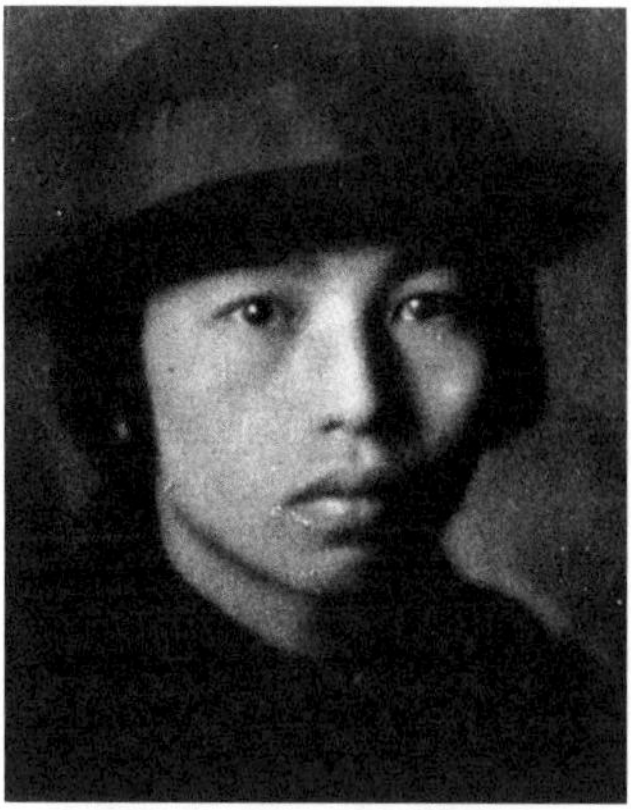
中原中也（写真提供：読売新聞／アフロ）

　翌年、中也は、山口県立中学の三年を落第する。両親にとって、それは、ショックであると同時に、ひどく世間体《せけんてい》の悪いことでもあった。結局、中也は所払いされて、京都の立命館中学に送られる。そこで中也はいっそう心を荒《すさ》ませ、三歳年上の女優の卵、長谷川泰子と同棲したり、無頼の生活に耽《ふけ》り始めるのである。

親から受けいれられ、評価されることで、子どもの自己肯定感は高まる。それだけでなく、親を安全基地として支えにすることができ、それが、その人の安心感を高め、他の人との関係においても、生産的で前向きな関係を結びやすくなる。ところが、安全基地をもたない人は、状況をよく見定める余裕を失い、誰彼なく身近にいる人を安全基地と錯覚して、それに縋《すが》りつこうとする。その結果、不安定な関係のなかに、自分の身の置き所を求めようとして、裏切られたり傷つけられたりし、いっそう人生を混乱させていく。

その最たる悲劇は、親友として心を許していた小林秀雄に、長谷川泰子を奪われたことである。人のいい中也は、同棲する二人の引っ越しの手伝いまでしてやるが、内心は深く傷ついていた。彼は、一度に二人の人間に裏切られたのだ。後年、中也は精神に変調を来し、被害妄想にとらわれたりするが、このことがその遠因のひとつになったと言えなくもないだろう。

母親のうつや病気も影響する

不安定型愛着の要因として、近年注目されているのは、子どもが幼いころに、母親がうつになるなどして、母親としての役割を果たせなくなることである。うつだけでなく、境界性パーソナリティ障害や双極性障害、アルコール・薬物依存症、統合失調症などの精神疾患では、愛着に影響が生じやすい。興味のある方は、拙著『シック・マザー』（筑摩選書）を参照していただきたい。

出産前後、うつを経験する女性の割合は三割程度とされ、そのうち半数は「うつ病」と診断されるレベルである。また、子どもが〇歳から十二歳までの間に、母親の四割がうつを経験するとも言われる。このように、うつは非常に頻度の高い身近な疾患である上に、ちょうど愛着形成が行われる重要な時期にかかりやすいという状況を考えると、不安定型愛着の要因として非常に重要だということがわかる。

母親のうつが重要視されるもう一つの理由は、虐待やネグレクトが起きる一つのリスク・ファクターであるという実態が明らかになったことがある。うつによって心の余裕をなくし、生活がうまく管理できないという実際的な理由とともに、うつになりやすい人では、完璧主義や潔癖症、強すぎる義務感といった性格傾向を備えていることが多く、そうした性格と結びついた行動様式が虐待を誘発しやすいと考えられている。

ウィニコットの場合

小児科医から児童精神科医の草分け的な存在となり、母子関係の重要性に最初に着目した一人にイギリスのW・D・ウィニコットがいる。また、彼は、子どもの成長における遊びの役割を重視し、治療にも採り入れたことで知られている。

手広く商売を営む裕福な家に生まれたウィニコットは、三人きょうだいの末っ子で、姉が二人いた。父親のフレデリックは商売で成功し、プリマス市長を二期務めたこともある地元の名士で、男爵にも叙せられている。しかし、ウィニコットによれば、父親には学習障害があり、高等教育を受けていなかったため、中央政界に打って出ることはなかったという。

成功者の例にもれず、フレデリックは、何でも自分の思い通りにしようとする支配的な人物だった。仕事でも公務でも忙しかったので、息子と遊んでいる暇はなかったようだ。

一方、母親のエリザベスは、華々しい夫の活躍ぶりからすると、目立たない女性であったが、一説によるとうつを抱えていたとされる。また、授乳中に気が高ぶってしまうため、末っ子のウィニコットは、早く離乳せざるを得なかったという。

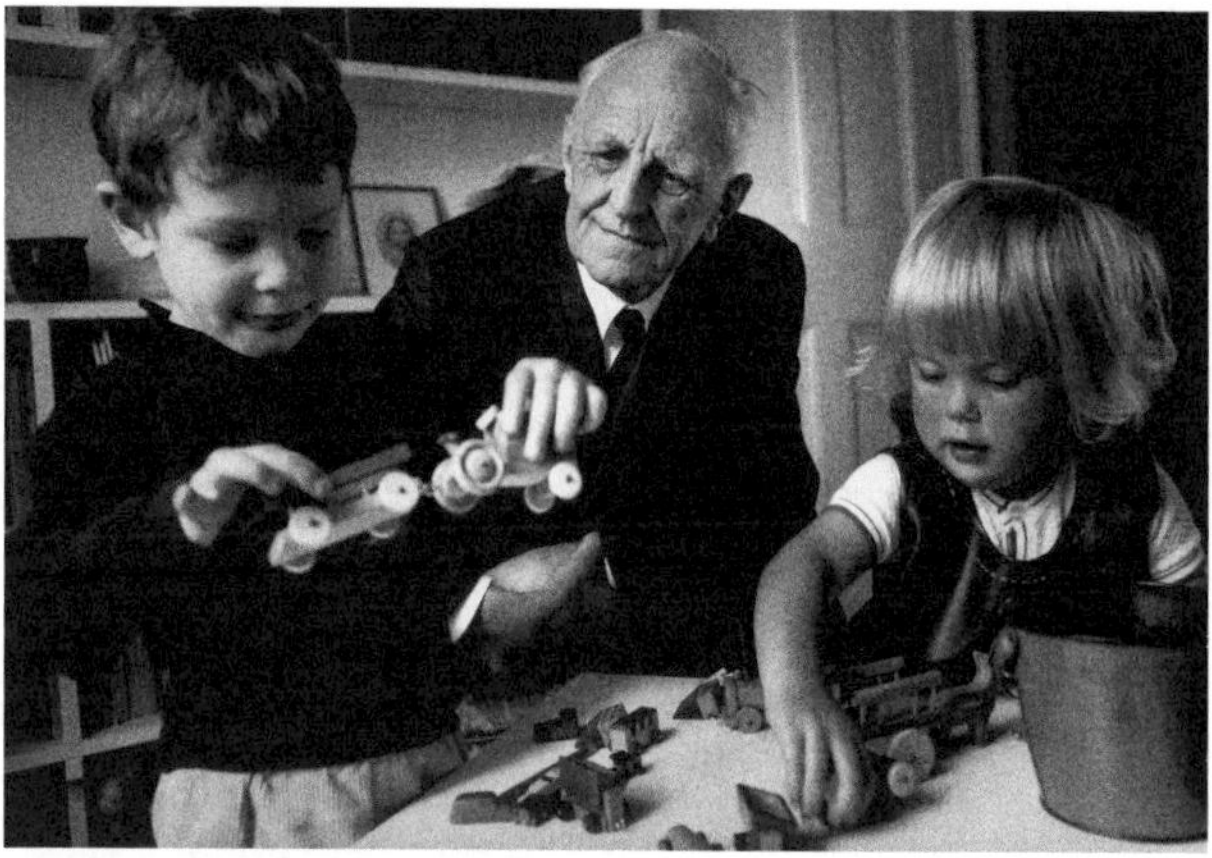

ドナルド・ウィニコット（写真提供：アフロ）

後にウィニコットが、子どもの健全な成長と精神の安定のためには、何よりも母性的な没頭が必要であることを強調し、その欠如が、子どものさまざまな問題の背景にあることを指摘することになるというめぐりあわせを考えると、ウィニコット自身が幼年期に、母親の母性的没頭が損なわれるような状況におかれたという原体験をもっていたことに、深い因果を感じるのである。

しかもウィニコットは、母親のうつが子どもの精神的安定や発達に影響することを最初に指摘した人物でもある。子ども時代のウィニコットが、沈んでいる母親に安心を与えることが「自分の仕事」であるとみなしていたという事実は、彼がその後、うつの母親に育てられた子どもについて述べたことと、ぴったり重なるのである。

ちなみにウィニコットの姉は、二人とも一度も嫁《とつ》がないまま両親のもとに留まり、両親の世話をして生涯を終えた。ウィニコット一人が結婚し、離婚と再婚も経験している。姉が二人とも結婚しなかったという事実は、母親のうつがもたらした分離不安の高まりによって、自立が妨げられたのではないのかという疑いを抱かせる。ウィニコット流にいえば、姉たちは「偽りの自己」としてしか生きられなかったのかもしれないが、ウィニコットは個人的なことについて何も触れていない。いずれにしろウィニコットにとって、十四歳のときに寄宿学校に送られたことは、幸いだったのかもしれない。

母親以外との関係も重要

愛着や愛着障害について主として論じられてきたのは、母親との間の問題であった。実際、母親の不在や機能不全は、愛着障害のもっとも大きなリスク要因となり、その後の愛着スタイルだけでなく、発達全般に影響を及ぼしやすい。しかし、母親がいなくても、安定して成長する子どももいる。逆に、母親との愛着が安定しているにもかかわらず、その後、不安定な愛着スタイルを示すようになる場合もある。その理由は単純だ。その子にとって親は一人ではないし、その子に関わり、見守る人間はもっとたくさんいるということである。

母親との愛着が欠如していても、それを補うだけの安定した愛着関係を、父親などの養育者との間でしっかりもつことができれば、その悪影響を免れることも可能だ。母親との愛着が安定したものであっても、愛着していた父親がいなくなったり、両親の間で強い確執が繰り返されたりすれば、どちらの親にも愛着しているがゆえに子どもは傷つき、通常の愛着の仕方ではなく、反抗したり、無関心になったりすることで、傷つくことから自分を守ろうとし始めるだろう。そうした体験は、その後の愛着スタイルに影を落とすことになる。

つまり、愛着の問題は、母親との関係だけを取り上げて事足れりとされるものではないということだ。

これまでの愛着研究では、母親との愛着が中心に論じられ、たとえば、父親との愛着の安定性がどういう意味や影響をもつのかということについては、ほとんど論じられることはなかった。本書では、その点にも一定の知見を述べたいと思う。

親の離婚や死別と、愛着スタイルとの関係を調べたミクリンサーらの研究によると、子どもが四歳未満のときに父親が死亡したり、離婚していなくなった場合、子どもには愛着回避、愛着不安の傾向がともに有意に高く認められ、愛着スタイルが不安定になりやすいことが示された。しかし、四歳以上の場合は、統計的有意な影響は認められなかった。だが、個々のケースでみれば、明らかに影響を受けていることが少なくない。

両親以外にも、祖父母や兄弟、身近で親しんでいた遊び友達や親戚、教師との関係も関わってくる。周囲の友人や大人から守られて育った子どもと、いじめや否定的な扱いを受けて育った子どもとでは、愛着スタイルが異なってくるのは当然のことだ。それらの体験がすべて積み重なって、その人の愛着スタイルというものを作っていくのである。十代前半ごろになると、おおよその愛着スタイルが確立するとされるが、まだ揺れ動く余地がある。中学、高校、大学、就職と周囲の環境が変わることで、愛着スタイルが微妙に変化することは珍しくない。だが、もっとも大きな変化が起きやすいのは、恋愛や結婚によってパートナーとなる存在と、親密な関係を結ぶようになってからである。

恋人や配偶者は、愛着スタイルに関して、かつて母親が及ぼした影響に匹敵するほどの大きな影響を及ぼすことがある。それまで変動の激しかった対人関係が、安定した愛着スタイルの人と一緒にいるようになって、落ち着いてくることもある。逆に、安定型の愛着スタイルをもつ人が、不安定型の愛着スタイルをもつ配偶者の影響で、不安定型に変化するという場合もある。

ただ、この組み合わせは不思議なもので、安定型の人どうしが結ばれれば、それで安泰というわけでもなく、逆に、不安定型の人どうしが、互いの不足する部分をうまく補い合うことで、幸福な結婚生活を送り、互いの可能性を開花させ、社会的にも成功するということもある。共倒れするか、互いが幸福をつかむかの分かれ目は、どこにあるのだろうか。その点については、後の章で考えたい。

一部は遺伝的要因も関与

このように養育者を含む周囲の環境が、愛着パターンを決める主要な要因だとする研究結果がある一方で、生まれもった気質によっても一部影響されるのではないかということも指摘されてきた。それを裏付けるように、新生児の段階でイライラしやすかったり、ストレスに対してネガティブな反応を強く示すなどして、母親が扱いづらいと感じる赤ん坊では、後に抵抗型や混乱型の愛着パターンを示す傾向がみられたのである。これは、遺伝的要因により、愛着障害を生じやすい不利な気質が関与している可能性を示している。

ただ、その一方で、そうしたケースでは、母親も子どもに対して反応が乏しかったり、過度にコントロールしようとする傾向がみられた。遺伝的な気質と母親の反応性が、いずれも不利な方向に相互作用を起こすことで、不安定型の愛着パターンが形成されていくと考えられる。

遺伝的要因の関与を、より正確に調べようとする場合、双生児研究では限界がある。双生児研究に代わって、もっと精緻《せいち》な遺伝的解析を可能にしたのが、分子生物学的な方法による遺伝子変異の解析である。

愛着障害（不安定型愛着）に関連する遺伝子変異として最初に見つかったのは、D４ドーパミン受容体遺伝子の変異で、繰り返し配列が通常より多く、48塩基対縦列反復（48bp VNTR）と呼ばれる領域が、通常は二回または四回反復するところを七回反復していた。この変異が最初に見つかった子どもは、混乱型の不安定型愛着を示していたが、その後の研究で、混乱型の愛着パターンを示す子どもの六七パーセントで、この遺伝子変異が認められることがわかった。それに対して、安定型の愛着を示す子では二〇パーセント、回避型では五〇パーセントの頻度で認められ、この遺伝子変異をもっている子の場合、混乱型の愛着障害になるリスクが、もたない子の四倍になると計測されたのである。

さらに、この遺伝子変異は、不利に働くばかりではなく、ときには有利に働いていることもわかってきた。つまり、母親が通常の情緒的コミュニケーション能力を示す場合には不利に働き、愛着障害を引き起こすリスクを高めるが、母親が混乱した情緒的コミュニケーションを行う場合には、むしろ不安定型愛着になるのを抑える方向に働いていたのである。母親が混乱した情緒的コミュニケーションを行う場合、この遺伝子変異をもたない子どもは、正常な感受性をもっていることによって、愛着形成において破壊的作用を被ってしまうと推測される。それに対して、この遺伝子変異をもつ子どもは、正常な感受性をもたないので、傷つくことを避けられるのかもしれない。

これは、遺伝的要因と環境要因が複雑な相互作用を行っていることを示す一例であるが、この事実はまた、一見不利にみえる特性も、実はもっと困った事態を避けるために役立っている場合があるということを示している。

遺伝的要因の関与のうち、もう一つよく知られるようになっているのは、セロトニン・トランスポーター遺伝子の変異である。

セロトニン・トランスポーターとは、うつ病や不安障害とも関連の深い神経伝達物質セロトニンが、神経細胞の軸索《じくさく》の先端からシナプスと呼ばれる間隙《かんげき》に放出された後、このセロトニンを再び取り込む働きをしているタンパク質である。遺伝子の変異によりトランスポーターが効率的に作られないと、セロトニンの再取り込みがスムーズにいかなくなり、セロトニン系の信号伝達機能を弱めてしまう。つまり、不安を抱きやすくなったり、うつになりやすくなったりする。

セロトニン・トランスポーター遺伝子には、短い配列（s）のタイプと長い配列のタイプ（l）があり、遺伝子は父親と母親からもらったDNAがペアになっているため、s／s、s／l、l／lの三つの組み合わせがある。短いタイプほどセロトニン・トランスポーターを作る能力が低く、s／s型の人では、子どものころから不安を覚えやすかったり、うつになりやすいことが知られている。脳のレベルでも、ネガティブな情動の中枢である扁桃体の活動が活発で、ストレスホルモンの放出が多い傾向がみられる。些細な刺激も不快に受け止めやすく、愛着形成にも影響することが予想されるのだが、実際、混乱型の愛着パターンを示す子どもには、s／s型の子が多いのである。

また、短い配列のタイプでは、母親の反応性が乏しい場合に、悪影響を受けやすいこともわかっている。母親の反応性が乏しい場合、l／l型の子はその影響を受けにくいが、s／s型やs／l型の子どもはその影響を受け、不安定な愛着パターンを示しやすい。六〇〜七〇パーセントの子どもがs／s型かs／l型で、l／l型の子は三〇〜四〇パーセントにとどまるため、母親がうつ病や不安障害に罹患《りかん》しているケースでは、子どもも、その遺伝形質（フェノタイプ）を共有していることも少なくない。その場合は、不安や抑うつ的になりやすい傾向を母子が共有することで、悪循環を形成しやすいと考えられる。

このように、子どもの側の要因と母親側の要因が絡まり合い、不利な面が重なり合うことで、愛着障害が生じていくと考えられている。悪循環を作りやすいという意味でも、母親のうつや不安障害は、重要な問題だと言える。

第三章　愛着障害の特性と病理

愛着障害に共通する傾向

不安定型愛着も含めた広義の愛着障害、つまり愛着スペクトラム障害には回避型と不安型のような正反対とも言える傾向をもったタイプがふくまれるが、その根底には、大きな共通点がある。その共通点を知り、理解することで、愛着障害の本質が自然にみえてくるだろうし、自分や周囲の人にひそんでいる愛着障害を見定めやすくなるだろう。

また、愛着障害の人に起きやすい病的な現象やそれが起きるメカニズムも合わせてみていくことで、不可解に思われていた奇妙な行動や習性についても、その理由が腑《ふ》に落ち、愛すべき特性と思えるようになるかもしれない。また、愛着障害がもつ素晴らしい能力とパワーについてもみていこう。

親と確執を抱えるか、過度に従順になりやすい

大人の「愛着障害」を同定するためのもっとも信頼の高い検査法に、成人愛着面接がある（第四章で詳述）。それが検査対象とするのは、親との愛着が安定したものとして、その人に統合されているかどうかということである。友人や同僚、配偶者、恋人ではなく、親との関

係の安定性や統合性を問題にするのは、それが愛着障害を発見するうえで、もっとも感度が高い指標だからにほかならない。一見安定した対人関係を保っているケースでも、親との愛着が不安定な場合、そこには愛着障害がひそんでいて、ストレスがかかったときなどに、不安定な面が他の人との関係でも表面化しやすいと考えられる。

親との関係をみるうえで重要なのは、愛着に問題がある場合、親に対する敵意や恨みといったネガティブな感情、あからさまな確執や軋轢《あつれき》だけでなく、過度の従順さや良い子としての振る舞いといった形で親に奉仕しようとすることも多いことである。また、両方の感情や行動が、両価的に混在していることも多い。関係がうまくいっている局面では、気に入られようとして親を喜ばせるが、それがうまくいかない局面になると、否定的な感情が噴出し、関係が急に悪化したりする。

もうひとつ重要なのは、親の期待に応えられない自分をひどく否定したり、責めることである。親を否定している一方で、親から認められない自分を、駄目な人間のように考えてしまう傾向がみられやすいということである。

ヘミングウェイの後悔

母親が死ぬ数か月前、ヘミングウェイはある雑誌の記者に、母親のことを「老いぼれの雌犬」と罵って憚《はばか》らなかった。しかし母親が亡くなってしまうと、自分の伝記作者に対して、「私たち一家のなにもかもがうまく行かなくなる前の母が若かったころ、母はどんなに美しかったか、すべてがだめになってしまう前、私たち子どもはみんなどんなにしあわせだったかをずっと考えている」(デービット・サンディソン『並はずれた生涯―アーネスト・ヘミングウェイ』三谷眸訳)と語った。

そこには、母親に対して否定的な言葉を浴びせかけ、関わりを絶ってきた自分への悔恨と罪悪感も混じっていたに違いない。それは、後にヘミングウェイを苦しめることになるうつ病の一因ともなっただろう。拒絶、攻撃、憎悪とともに理想化、罪悪感といったものが混じったアンビバレントな思いは、母親と不安定な愛着しかもつことができなかった子どもたちが、母親を失ったとき、共通して抱くものでもある。

信頼や愛情が維持されにくい

狭い意味での愛着障害は、特定の愛着対象に対する選択的な愛着形成が損なわれた状態である。つまり、誰にもまったく愛着を感じないか、逆に、誰に対しても親しげに振る舞うかということである。後者の場合は、一見問題がないように思えるが、もう少しよく考えてみると、深刻な問題を抱えていることがわかる。誰にでも愛着するというのは、特定の愛着対象をもたないという点で、誰にも愛着しないのと同じであり、実際、対人関係が移ろいやすいといった問題を呈しやすい。対人関係、こと恋愛関係において、誰に対しても同じような親しさで接すれば、トラブルや諍いの原因になるし、信頼関係の維持も困難にする。

不安定型愛着スタイルを含む広義の愛着障害では、その程度は軽くなるが、本質的な傾向は同じだと言える。特定の人との愛着が十分に安定しているとは言えないのである。

親密な関係が育ちにくい場合もあれば、たちまち親密な関係になるものの持続性がなく、すぐに冷めてしまったり、別れてしまうという場合もある。いずれにしろ、特定の人との信頼関係や愛情が長く維持されにくいという点では共通している。

何度も結婚に失敗したのは

ヘミングウェイが抱えていた不安定型愛着は、彼の人生を波乱万丈のものにし、悲劇的な終末を迎えることに、見えない力を働かせたと言えるだろう。

その影響の一つは、愛情関係が長続きせず、結婚と離婚を繰り返したことである。最初に妻となった女性は、ハドリー・リチャードソンといい、ヘミングウェイよりも八歳年上であった。彼にとっては、妻であると同時に、母親的存在であったと考えられる。

ハドリーは父親を自殺で喪い、母親も偏執的な人物で、ハドリー自身、心に傷を抱えた情緒不安定な女性であった。ヘミングウェイにとっては、そのことが、彼女の魅力を増すことになったようだ。同じような心の傷を抱える者どうしで共鳴し合うところがあったのかもしれない。無名の修業時代を、ハドリーの支えと、彼女がもっていた信託財産からの収入にも助けられて、どうにか暮らしを立てることができた。息子も一人もうけたのだが、ヘミングウェイの遊びぐせのため二人の間は次第にしっくりいかなくなり、出世作の『日はまた昇る』の成功の直後に別れてしまうのである。

その直接のきっかけは、ポーリン・ファイファーという、ファッション雑誌「ボーグ」の編集をしていた女性との浮気である。ポーリンは、ヘミングウェイの二人目の妻となる。

彼女との間にも次々子どもが生まれたが、ヘミングウェイの浮気ぐせは止まらず、しかも、浮気相手にも浮気をされるという泥仕合《どろじあい》のなかで、結局、三人目の妻となる駆け出しの作家、マーサ・ゲルホーンに出会う。マーサと、スペイン内乱の取材をともにしたことで、二人は急速に接近した。

しかし、マーサは、ある意味、ヘミングウェイがもっとも嫌っていた自分の母親のように、上昇志向の強い野心的な女性だった。彼に接近したのも、成功の踏み台にしようとする意図がありありと見受けられた。実際マーサは、ジャーナリストとしてヘミングウェイの名声を凌《しの》ぐほどの活躍をみせ、家庭などそっちのけで海外を飛び回るという生活になる。不覚にも、母親そっくりの女と結婚してしまったことに、彼は気づくのである。マーサとの結婚は、四回の結婚のうち、もっとも短命に終わった。

最後の妻となったのは、メアリー・ウェルシュという母性的な女性であった。ヘミングウェイのどんな横暴な命令にも忠実に従ってくれる、優しく忍耐強い女性を最後の妻に選んだのである。メアリーは、夫が十八歳の娘の尻を追い回したときにも動じることなく、夫からワイングラスを投げつけられても、「どんなことがあっても、私はここを出ていかない」と宣言した。夫のあらゆる欠点を受けいれ、添い遂げたのである。メアリーとの生活は、四度の結婚のなかでは、もっとも安定したものだった。

しかし、その後出版された回想記『移動祝祭日』では、最初の妻ハドリーとの無名時代の日々が、ノスタルジックな情感をこめて描かれ、ヘミングウェイの心のなかにハドリーが住み続けていることを示した。実際彼は、ハドリーに対してだけは、別れた後も特別な思いをもち続けていた。別れてしまったことを後悔することもあった。もし別れていなければ、自分のもとにあったであろう別の人生について、思わずにはいられなかったのである。

ほどよい距離がとれない

愛着障害における対人関係の特性は、相手との距離が近すぎるか、遠すぎるか、どちらかに偏ってしまい、ほどよい距離がとれないということである。ひどくよそよそしく、何年経っても距離が少しも縮まらないという場合と、あっという間に親密な関係になるが、そのうち、近すぎる距離に疲れて、関係が終わってしまうという場合がある。適切な距離で付き合えば長持ちする関係も、濃厚になりすぎることで、互いに消耗してしまうのだ。

相手との距離を調節する土台となっているのが、その人の愛着スタイルである。不安定型の愛着スタイルでは、ほどよく距離をとった、対等な関係というものの維持が難しいのである。

回避型愛着の人は、親密な距離まで相手に近づくことを避けようとするため、対人関係が深まりにくい。一方、不安型愛着の人は、距離をとるべき関係においても、すぐにプライベートな距離にまで縮まってしまい、親しくなることとイコール恋愛関係や肉体関係ということになってしまいやすい。回避型と不安型の両方の要素が混じりあっている場合には、最初のうちは、ひどくよそよそしかったり、打ち解けなかったりするが、個人的なことを少し話しただけで、急速に接近し、恋愛感情に走ってしまうということが起きやすい。

傷つきやすく、ネガティブな反応を起こしやすい

愛着障害の人は、些細なストレスに対しても、ネガティブな反応を起こしやすい。このネガティブな反応には、大きく二つのパターーンがある。

一つは、ストレスを自分に対する攻撃と受け止め、すぐさま反撃行動に出るというものである。攻撃が外に向かうこともあれば、自分自身に向かうこともある。暴力的な行動で他人に対して怒りを爆発させる人がいる一方で、自分を傷つける行動に走る人もいる。両方が合わさっているケースも多い。

攻撃が自分に向かうケースは、ストレスが、行動ではなく内面に向かう、もう一つの反応パターンにつながっている。その典型的なものは、うつや不安である。自分を責めて落ち込んだり、悪い結果を予想して不安になったりするのである。感情を抑えがちな我慢強い人に、

こうした反応が起きやすいと言えるだろう。

傷つきやすく安全感が脅かされやすい人は、被害的な認知や自分が周囲から操作されているような病的な認知に陥る危険も高くなる。実際、精神的なトラブルを生じやすく、心身症やうつ病、不安障害だけでなく、精神病になるリスクも高いのである。

症状となって表れた段階を「疾患」として捉えるのが、現在の診断体系であるが、最終段階を云々するだけでは、そのはるか手前から始まっている病的なプロセスを防ぐことにはならない。ドミノ倒しの最初の段階に関わっているのが、愛着障害であり、最後の段階が、さまざまな「疾患」なのである。愛着障害による負のプロセスを止めることが、非常に重要になってくる。

ストレスに脆く、うつや心身症になりやすい

愛着は、心理的のみならず生理的な機能の発達にも関与している。そのため、愛着障害の人は、しばしば神経過敏で、自律神経系のトラブルにも見舞われやすい。

夏目漱石は、なぜ晩年まで神経衰弱や胃潰瘍《かいよう》に苦しめられたのか。太宰治は、なぜ小学生のころから不眠症に苦しんだ末、薬物依存症になり、自殺にまで追いつめられたのか。愛着

障害や不安定型の愛着スタイルを抱えた人たちの生涯をストレスと病という観点で振り返れば、彼らが総じてストレスに敏感で、健康も優れず、精神的にも危機に陥りやすかったことがわかるだろう。子どものころから、夜尿症や神経質といった問題が多いのもそのためだ。

それに比べて、同じ偉人と呼ばれる人たちでも、安定型の愛着に恵まれた人では、ストレスに苦しめられることも少なく、タフで心身の健康に恵まれ、晩年まで元気だった人が多い。たとえば、同じ画家であっても、安定型の愛着スタイルを示すルノワールやモネと、不安定型の愛着スタイルを示すゴッホやユトリロやモディリアニとでは、その違いは明白である。遺伝的要因ももちろんあったであろうが、愛着スタイルも劣らず、彼らの人生と健康を左右したに違いない。

非機能的な怒りにとらわれやすい

安定型の愛着スタイルの人が怒りを表す場合、それは建設的な目的に向けられている。相手を全否定するのではなく、問題解決のために焦点を絞ったものとして発せられる。敵意や憎しみといった個人に向けられた攻撃ではなく、問題そのものに向けられた怒りである。こうした怒りは、人間関係を壊すよりも、むしろ強化したり、問題解決を促すのに役立つ。

しかし、不安定型の愛着スタイルの人の怒りは、相手を精神的、肉体的に痛めつけることに向けられがちである。それは、相手との関係自体に破壊的に作用してしまう。破壊的な効果しかない怒りを「非機能的怒り」と呼ぶが、不安定型愛着、ことに不安型の人では、このタイプの怒りにとらわれやすいのである。

ツインマーマンらは、被験者の若者たちに、友人とペアでかなり難しい課題に取り組んでもらった。そして、うまくいかずに失望や怒りを感じたときに、友人に対してどういう行動をとるかを観察した。

その結果、不安定型愛着スタイルの人は、失望や怒りを感じるほど、友人に対して否定的な行動（たとえば、友人の提案を話し合うことなく却下する）が増えた。しかし、安定型愛着スタイルの人では、そうした傾向はみられず、むしろ友人に対する否定的な行動が減ったのである。この結果は、安定型愛着スタイルの人は、怒りのエネルギーがうまくコントロールされ、より建設的な方向に向けられていることを示している。

過去にとらわれたり、過剰反応しやすい

非機能的な怒りにみられやすい特徴は、傷つけられたことに長くとらわれ続けることである。そうすることが、受けた傷よりも、はるかにその人を苦しめているという場合もある。水に流してしまえば済むことが、それではどうしても気が収まらず、何年も何十年も不快な思いに心を乱し、人生を空転させてしまうことも起きる。

傷にとらわれてしまうのは、愛着に傷を抱えた人の特性とも言える。しかも、愛着の傷は、もう一つの特性を生みやすい。それは、過剰な反応をしやすいということである。思い込みが激しいところもある。

そのため、愛着障害の人は、相手の意図を過剰に解釈して傷ついてしまったり、相手の感情に巻き込まれやすかったりする。相手を、過去に同じような振る舞いをした人と同一視してしまう結果、短絡的に自分に対する迫害者とみなしたり、理想化したりするという両極端な反応も起きる。ありのままの相手ではなく、自分の記憶のなかの存在に重ねてしまい、そこからくる思い込みによって相手を即断してしまうのである。

「全か無か」になりやすい

こうした極端な反応には、愛着障害にみられやすいもう一つの重要な特性が関係している。それは、全か無かの二分法的な認知に陥りやすいということである。好きと嫌いがはっきりしすぎて、嫌いな人にも良い点があるということを認められないのだ。

こうした全か無かの傾向は、対人関係を長く維持することを困難にする。

漱石は、高等師範学校の仕事を辞めて、松山の中学校の教師として赴任《ふにん》する。当時のことを書いた『坊っちゃん』で、主人公の「おれ」は教師たちに綽名《あだな》をつけ、ずるがしこく立ち回る教頭の「赤シャツ」を目の敵《かたき》にした。だが、現実的に考えてみれば、「赤シャツ」はすべて否定されるほどの悪人でないことは言うまでもない。むしろ、社会的な未熟さを抱えているのは、「おれ」の方である。しかし、「おれ」からみれば、陰でこそこそ立ち回る赤シャツは、許せない存在なわけである。最後に生卵をぶつけて退治をするという物語を書くことで、漱石は憂《う》さを晴らしたのであるが、そこには、漱石自身が全か無かの認知で人を見定める傾向をもっていたことが関係している。

その証拠に、漱石は松山以降も同じようなことを繰り返している。

松山を一年で引き上げた漱石は、熊本の第五高等学校に移ったが、そこも嫌で仕方がなくなり、今度はロンドンに留学する。しかし、わずか二、三か月で大学の講義に出なくなり、残りはほとんど下宿にこもって悶々《もんもん》と暮らした。下宿の女将が自分に意地悪をしていると本気で信じ、外にも出られなくなった。被害妄想に陥っていたのである。

帰国して文科大学（後の東大文学部）の講師や第一高等学校の教師となるが、そこでの人間関係も嫌で仕方がなかった。被害妄想を脱したのは、『吾輩は猫である』で文名が高まり、大学を辞めても作家としてやっていける身分になってからである。しかし、大学を飛び出し、新聞社お抱えの作家となったものの、文名に陰りがみえ、新聞社内での立場も次第に孤立するなかで、生活のために連載小説を書き続けねばならなくなると、再び悪化を繰り返すようになる。

漱石は精神病を発症する瀬戸際まで追いつめられたが、その生きづらさを飯の種に変えることで、辛《かろ》うじて正気を保ち、破滅を免れていたとも言えるだろう。

全体より部分にとらわれやすい

全か無かの認知とも関係しているが、愛着障害の人は、全体的な関係や視点ではなく、部分に分裂した関係や視点に陥りやすい。それは、快不快の瞬間の関係に生きているということもできる。

相手からどんなに恩恵を施されても、一度不快なことをされれば、それ以外のことは帳消しになって、相手のことを全否定してしまう。こうした対象との関係を、メラニー・クラインは「部分対象関係」と呼んだ。これは、乳児にはふつうにみられるが、成長とともに相手を全体的な存在としてみることができる「全体対象関係」が発達してくるとした。愛着障害が、乳児期の段階にもっとも起きやすいトラブルだということを考えれば、愛着障害の人の場合、「部分対象関係」から「全体対象関係」への発達が損なわれていることは、至極納得できる。

ちなみにクラインの「対象関係」を、ボウルビィは「愛着」として捉えなおしたのである。その意味で、部分対象関係から全体対象関係への移行は、愛着の成熟を表わしているとも言えるが、その過程において、もっとも重要なのは、相手に「心」や「人格」という言葉で表現されるような統合的な存在を感じられるようになるということである。

たとえば、母親が悪いことをしたわが子に対して、叱りながら涙を浮かべている光景を考えてみよう。

部分対象関係の段階にある子どもの場合、自分のした行為と「叱られる」という結果を結び付けて考えることくらいはできる。こうして、子どもは「ある行為をすると叱られる」という条件付けがされるのだが、なぜ自分が叱られるのか、ましてや、なぜ母親が涙を浮かべているのかを理解することまではできない。

しかし、全体対象関係に目覚めた子どもは、自分の行為に対して、母親は怒っているだけでなく、悲しく思っているということを理解する。それによって子どもは、「ある行為をすると叱られる」という条件付けがされるだけでなく、「自分が悪いことをして母親を悲しませてしまった」ことを理解し、自分も悲しい気持ちを味わうことができる。そこから、後悔や自責の念といったものが生まれ、真の反省や行動の制御へとつながっていく。

部分対象関係と全体対象関係を隔てるものは何かといえば、それは「相手の気持ちがわかるかわからないか」ということであり、言い換えれば「共感性が芽生えているかどうか」ということである。つまり、部分にとらわれやすいという状態は、共感性に欠けている状態でもあるということになる。

愛着障害の人は、相手の気持ちに対する共感性が未発達な傾向を示す。相手の立場に立って、相手のことを思いやるということが苦手になりやすいのである。それは、幼いころに、共感をもって接してもらうことが不足していたことと関係しているだろう。

部分対象関係が優位で、共感性が乏しい傾向は、恋愛関係において、特有の歪みを生じやすい。通常健全とされる愛情とは、相手に対するいたわりや尊敬といった内面的な要素と、相手の肉体的な魅力といった外面的な要素とが、渾然《こんぜん》と一体化したものであり、相手の心も肉体も含めた存在全体を愛するというものであろう。しかし、愛着障害の人の場合、そうした全体性はしばしば崩壊し、愛情の対象となるのは、相手のごく一部分であるということも起こり得る。たとえば相手が女性なら、肉体のなかでも、脚だけ、乳房だけ、という場合もある。相手の心には、ほとんど関心がなく、容姿や家柄、学歴だけに、特別な関心を示すこともある。

川端の初恋

川端康成の初恋としては、『伊豆の踊子』の原体験となった、湯ヶ島での旅芸人の踊り子に抱いた淡い恋心ではなく、その前にもっと情熱的な関係があったことが知られている。それは同性愛の関係であり、相手は同じ寄宿舎の下級生であった。『少年』という作品には、青年らしい一途《いちず》な交情の様子が、生々しく、しかし穢《けが》れのない筆致《ひっち》で描かれている。

「私の頬が彼の頬に重みをかけたり、私の渇いた脣が彼の額やまぶたに落ちてゐる。私のからだが大変冷たいのが気の毒なやうである。清野は時々無心に目を開いては私の頭を抱きしめる。」（『少年』）

その情熱は、肉親への愛着というものを忘れかけていた川端が、初めて体験した「愛着」

だと言えるかもしれない。五十歳の川端は、この作品のもととなった体験を回顧して、「私はこの愛に温められ、清められ、救われた」（『独影自命』）と述べている。

川端は上京して一高に入学した後も、この少年に対して、特別な思いを抱き続けていたようだ。ラブレターとも言える手紙の一節が『少年』には引用されている。

「お前の指を、手を、腕を、胸を、頬を、瞼を、舌を、歯を、脚を愛着した。僕はお前を恋してゐた」（『少年』）

しかし、この情熱的な一文には、先に述べたような愛着障害に特有の徴候がみられると言えるかもしれない。部分対象関係の愛は、しばしばフェティシズム的な様相を帯びる。

川端の作品に認められる特有の美意識には、通常の情愛を捨象したような透明感や無機質さがあるが、そこには、愛着不全を補償しようとして過剰に発達した、部分への執着が感じられるのである。それを極限まで追求すると、『眠れる美女』のような、人形化された肉体という幻想に行きつくことになる。それも、通常の愛着が困難なゆえに、育まれた幻想に思える。

ヘミングウェイと闘牛

ヘミングウェイは、闘牛に非常に惹《ひ》きつけられ、毎年のようにスペインを訪れていたことが知られている。こうした闘牛への熱狂は、友人たちにはまったく理解されず、動物の虐待をどうしてそんなふうに楽しめるのかと、眉をひそめる人もいた。ヘミングウェイはアフリカに猛獣狩りにも出かけ、仕留めたライオンの傍《かたわ》らで、得意そうに写っている写真も残されている。

ヘミングウェイ自身、友人の非難に対して、こう答えている。「私は牛を牛以外のものと思ったことはありませんよ。私は動物に愛着をもったことなどありません」(『並はずれた生涯―アーネスト・ヘミングウェイ』三谷眸訳)

他に闘牛に魅《み》せられた人として、すぐに思い浮かぶのは、フランスの作家で思想家であるジョルジュ・バタイユである。彼も極めて深刻な愛着の障害を抱えていた。ヘミングウェイと同じように、憎んでいた父親の死について、深い罪悪感を抱いていた。

愛着障害の人には、ときとして、残酷趣味や動物虐待の傾向がみられることがある。その根底には、歪められた攻撃性の問題と、共感性の欠陥が関わっている。「動物に愛着をもったことはない」というヘミングウェイの言葉は、動物をモノとしてみなす感受性の問題を示しており、それは、愛着の障害に由来しているように思える。

感受性の極度の低下は、危険に対する無頓着という形でもみられる。ヘミングウェイは取材で、また義勇軍として戦地に乗り込み、極めて無謀なことを行った。砲弾が雨のように降ってくるなかで、平然と食事をしたこともある。一緒にいた兵士たちは、地下壕《ごう》などに逃げ込んだというのにである。彼らの目にヘミングウェイの行為は、勇敢というよりも「異常」に映った。こうした危険に対する極度の鈍感さは、重度の回避型愛着の人にみられやすいものである。

意地っ張りで、こだわりやすい

愛着障害の人の重要な特徴の一つは、過度に意地を張ってしまうことである。それが、自分にとって不利益になるとわかっていても、どうしてもそれを止められないということが多い。非機能的な怒りと同じような意味で、非機能的な執着と言えるだろう。自分の流儀に固執したり、否定されればされるほど同じことをしようとしたりする。

安定した愛着スタイルの人は、相手とやり取りするなかで、相手の気持ちも考えて、譲歩したり、気持ちを切り替えたりするということを学んでいる。そんな柔軟性は、安心できる愛着という柔らかな環境があって初めて発達する能力なのである。

ところが、不安定な愛着環境で育つと、子どもは、そうした柔らかさを身につけられず、自分にこだわることで、自分を保とうとする。親が不安定な愛着スタイルのもち主の場合には、親自身も柔軟性を欠き、子どもに対して無理強いや支配的な対応になりがちなため、子どもも同じようなスタイルを身につけやすい。

愛着障害の根が深いほど、さらに天邪鬼《あまのじゃく》な反応がみられるようになる。本当は素直に相手の求めに応じたいのだが、わざと抵抗してしまうのである。それは、愛情を奪われたことに対する無意識の怒りの表れでもある。重い愛着障害を抱えた少女は、その心理を次のような言葉で表現した。「甘えたい気持ちを我慢すると、反抗したくなる」と。意地っ張りで頑固な傾向や、反抗的で、相手を不快にさせる態度を取ってしまう傾向が大人になっても残っていることもあり、普段は抑えていても、ストレスがかかったときなどに急に正体を現す。それは、甘えることを我慢するなかで身につけた、裏返しの甘え方なのかもしれない。

柔軟性の乏しさは、厳格さや不寛容さにも通じる。ある心理実験では、被験者の愛着不安を高めるために、死を意識させる操作を行ったうえで、逸脱した行動やモラルに反する行動をとっている人に対して、どういう反応を示すかを調べた。すると、不安定型愛着スタイルの人は、自分の価値観や道徳観から外れている人に対して「厳しく罰するべきだ」という意見を多く述べたのである。一方、安定型愛着スタイルの人は寛容で、厳しい罰を望まない傾向がみられたという。

他人の評価においても、安定型の人は、与えられた予備知識がいかなるものであっても、自分が実際に観察したものによって、偏見にとらわれずに評価を下す傾向がある。しかし不安定型の人は、先入観に縛られ、感情的な反応を起こしやすい傾向がみられた。

発達の問題を生じやすい

子どもは愛着という安全基地があることで、安心して探索活動を行い、認知的、行動的、社会的発達を遂げていく。つまり、愛着は、あらゆる発達の土台でもあるのだ。そのため、愛着障害があると、発達の問題を生じやすい。

発達の問題は、基本的な行動のコントロールから自律神経の制御、さまざまな学習、関心を共有したり、協調したり、トラブルに対処したりといった社会的コンピテンスの獲得まで多岐《たき》にわたる。その一例は、困難やストレスにぶつかったときの対処能力である。

安定した愛着の子どもは、自分一人では手に負えない問題に対して、助けを求めたり、相談したりすることがスムーズにできる。しかし、愛着障害があると、それがうまくできない。自力で対処しようと極限まで我慢し、結果的に潰《つぶ》れてしまうということが起きやすい。

また愛着障害を抱えた人では、向上心や自己肯定感が乏しい傾向がみられる。そのため、勉強であれ仕事であれ、目標に向かって努力しようという意欲が湧きにくい。親から肯定してもらえ、勇気や支援を与えられている子どもは、自分のためにも、また、親を喜ばすためにも頑張ろうと思うが、親から否定されたり、親からの関心が乏しい子どもは、そういう気持ちをもちにくいのである。

実際、愛着障害を抱えていた偉人のなかには、子どものころ問題児で、いまなら「発達障害」という診断を下されたと思われるような人が少なくない。夏目漱石も、ミヒャエル・エンデも、ヘルマン・ヘッセも、幼いころは行動上の問題がひどかった。

アップルの前CEOで、今ではビジネスマンのヒーロー的な存在となったスティーブ・ジョブズも、そうした一人だろう。

ジョブズは、生後数週間で、生みの親から離され養子となった。彼は幼いころから多動で衝動的な傾向を示し、殺虫剤の「味見」をしたり、コンセントにヘアピンを差し込んだりして、何度も病院に担ぎ込まれている。今ならＡＤＨＤの診断を受けただろう。

その背景には、明らかに愛着障害があった。彼が示した多動や衝動性は、本来の発達障害によるものというよりも、愛着障害によるものと考えられる。

ミヒャエル・エンデは、学校嫌い、勉強嫌いだったことがよく知られている。そこには、第二章で述べたような不安定な家庭環境も影を落としていたと言えるだろう。親との愛着が不安定な子どもは、愛着できる相手には過度に依存する一方で、愛着できない相手には過度に攻撃的になりやすい。学校や教師は、エンデにとっては自分を否定する、愛着できない相手であり、反抗的になることで自分を守るしかなかった。

彼が救いを見出したのは、悪友とのいたずらであり、世の中からはみ出した奇怪な老人であり、女友達との早熟な関係であった。

悪友と火遊びをしているうちに火が燃え広がり、森を一つ燃やしてしまうという事件を起こしたこともある。警察の取り調べを受け、処罰も覚悟したが、森の所有者が寛大な処分を望んだので、施設に送られることもなく済んだ。しかし、それまで親切にしてくれていた人たちが、彼を見る目を一変させたので、町にいづらくなり、引っ越しを余儀なくされている。

火遊びや放火といった行為も、愛着に問題を抱えた子どもに、しばしばみられるものであるが、一つ間違えていれば、エンデの人生は、もっと困難なものになっていたかもしれない。ドイツ出身の作家ヘルマン・ヘッセも物を壊したり火をつけたりといういたずらがひどかった。ギムナジウム（大学に進学するための九年制の学校）から逃走し、自殺未遂までしたため、施設に入れられたこともあった。両親とも宣教師で、ヘッセに良い子であることを強迫的に求めようとしたが、彼は施設に入れられたことで、ますますひねくれてしまい、親との関係は、悪化の一途をたどるばかりだった。

発達障害と診断されることも少なくない

愛着の問題が、発達にも影響するということは、いくぶん複雑な状況を生んでいる。本来の発達障害は、遺伝的な要因や胎児期・出産時のトラブルで、発達に問題を生じたものであるが、愛着障害にともなって生じた発達の問題も、同じように発達障害として診断されているのである。両者を区別するのは、症状からだけでは難しい場合も多い。しかも、ごく幼いころに生じる愛着障害は、遺伝的要因と同等以上に、その子のその後の発達に影響を及ぼし得る。愛着パターンは、第二の遺伝子と呼べるほどの支配力をもつのである。

つまり、社交的に育つ遺伝子をもって生まれきた子どもでも、幼いころに、親から捨てられたり、あるいは虐待やネグレクトを受けて育てば、人嫌いの人物に育ち得るのである。

アスペルガー症候群として診断された人が、実は、愛着障害だったというケースにも少なからず出会う。それは、診断が間違っていたというよりも、愛着の問題によっても、すぐに見分けがつかないような発達の障害を生じるということなのである。しかし、アスペルガー症候群が、遺伝的な要因に基づく障害だという、一般的な理解に従うならば、その人を、アスペルガー症候群と診断するよりも、愛着スペクトラム障害と診断した方が、事実をより正確に反映することになるだろう。

発達障害という診断が普及したのはよいが、本来の定義を超えて広がりすぎ、過剰適用される問題も起きている。愛着障害によって生じた二次的な発達の問題のケースも少なくないことを考えると、より慎重な扱いが必要に思える。

というのも、愛着障害のケースと発達障害のケースでは、対処やアプローチの仕方が異なる面もあるからだ。愛着障害のケースに、発達障害の方法をそのまま当てはめようとしても、なかなかうまくいかない。ところが、どれも発達という視点だけで対処しようとする傾向がみられる。

愛着障害から発達障害を呈しているケースがある一方で、逆のケースもある。発達障害があって育てにくいために、親との愛着形成がうまくいかず、愛着の問題を来しているという場合である。実際、自閉症の子どもの場合、母親との愛着の安定性を調べると、健常児の場合よりも、不安定型愛着の割合が高いことが知られている。しかし、より症状が軽度な自閉症スペクトラム（アスペルガー症候群も含まれる）では、健常児と比べて不安定型愛着の頻度には、違いが認められていない。つまり、発達障害があっても、愛着への影響は小さく、両者は別の問題として理解した方がよいということである。もちろん、両者が併存するケースでは、対応もそれだけ難しくなる。こうしたケースに対応できるためにも、発達の観点だけでなく、愛着の観点が重要なのである。

自分を活かすのが下手

安定型愛着の子どもは、自分の興味を惹きつけるものや可能性を広げてくれるものについて、じっくりと取り組んでいくことができやすい。

しかし、不安定型愛着の子どもは、自分の可能性を試すことについて、過度に不安を感じたり、あるいは投げやりで無気力になったり、最初から諦めていたりしがちである。その結果、知らずしらず自分の可能性の芽を摘んでしまうことも多い。

安定型愛着の子どもは、不安定型愛着の子に比べて、学校の成績が良好であることは、多くの研究によって裏付けられている。愛着の安定度は、現時点だけでなく、将来における成績をも予測する。たとえば、六歳の時点でみた場合、愛着が安定している子どもほど、八歳の時点での成績も良好であった。

逆に言えば、愛着障害の人は、自分の潜在的な能力を活かせていないことが多い。私自身が関わったケースでも、愛着障害の改善とともに、知能指数が一年あるいは二年の間に三十以上も上がったという例がいくつかある。本当の発達障害ならば、そんなことは起こらないはずだが、愛着障害による発達の問題の場合には、劇的に改善するということが少なからず起きるのである。

キャリアの積み方も場当たり的

社会に出ていくにあたって、非常に重要になるのは、いかに自分の特性や興味に合った進路を模索していくかということである。模索期間が短すぎても弊害があるが、長すぎて、いつまでたっても、自分の進むべき道が決められないというのも困る。

これまでの研究によると、安定型愛着の若者は、キャリアの選択にあたり、自分に合っているかどうかについて、十分な模索や検討を行う傾向がみられる。自分の適性にあった現実的なキャリアの選択をし、自分で主体的に決めることができるのである。そして、いったん進路を選ぶと、予想される困難についてよく認識したうえで、それを積極的に克服しようとし、着実な進歩を示す。その領域において、リーダー的な立場を目指そうとする意気込みも強い。

それに対して、回避型や不安型の愛着を示す若者の場合、キャリアの選択がなかなかできず、かといって十分な模索をするわけでもない。時間がかかった割には、わずかな見聞や情報だけで決めてしまうという傾向もみられている。自分の選択に対する満足度も低い。

依存しやすく過食や万引きも

先に述べたように、愛着障害の人は、傷つきやすくストレスに弱い。しかも、安心できる安全基地というものをもちにくい。そうしたなかで自分を支えていくためには、何らかの対象に依存するしかないということになる。しかし、それは、真に信頼できる愛着対象との自律的な関係ではなく、麻薬的な悪い依存になりやすい。それは、一時しのぎの慰めや逃避にはなるが、真の回復や勇気を与えてくれるものではない。

愛着障害の人はアルコールや薬物にも依存しやすいが、食べることや買い物、恋愛、セックスといった快楽行為も、すべて依存の対象となり得る。百四十八人を対象に、愛着スタイルと非合法薬物の乱用の関係を調べた研究によると、不安定型愛着の人では、薬物乱用のリスクが高いことが示された。

物への異常な執着という形で表れることもある。愛情飢餓《きが》を抱えやすい愛着障害の人にとって、物やお金は「愛情の代用品」となるのだ。ある愛着障害の少女は、必要もないほど大量の衛生用品や文房具、ぬいぐるみを万引きし、部屋には盗んだ品々があふれていた。世界的スターのウィノナ・ライダーやリンジー・ローハンが万引きで捕まるのも、その背景は同じである。過食、依存と並んで、万引きや溜め込み行動は、愛着障害を抱えた人に見られやすい問題である。

ヘミングウェイと依存症、うつ

ヘミングウェイの人生に付きまとい続けたのは、アルコールや恋愛への依存症であり、また、うつや猜疑心《さいぎしん》であった。後者は最終的にヘミングウェイを自殺にまで追いつめることになる。

飲酒癖は、すでに若いころから始まっていた。『武器よさらば』にも、毎晩のように飲んで過ごす主人公の生活が描かれているが、ヘミングウェイ自身、負傷して入院した病院で、いつもブランデーを飲んでいたことを、彼の世話をし、結婚の約束までした看護師が回想している。最初の妻ハドリーとパリに渡り、特派員の仕事をして、修業時代を送っていた間も、酒浸りの生活だった。フィッツジェラルドやエズラ・パウンドとの交際にも、酒は欠かせなかった。

それでも、三十代までは頑健《がんけん》な体と健康に恵まれ、前夜にどれほど痛飲しようと、翌日には精力的に動き回り、仕事に励むことができた。しかし、四十歳のとき、三人目の妻マーサと再婚し、キューバの別荘にこもるようになってからは、次第に酒浸りの度がひどくなっていった。しかも、妻のマーサがジャーナリストとして活躍する一方で、『誰がために鐘は鳴る』以降ヒット作にも恵まれないヘミングウェイは、次第に鬱々《うつうつ》とした日々を過ごすようになった。交通事故に遭って重傷を負ったときも、ベッドでウィスキーをがぶがぶやっているというありさまに、駆けつけたマーサからついに愛想《あいそ》を尽かされてしまった。

このころのヘミングウェイは、忍び寄るうつをアルコールや危険な冒険で紛らわしていたのだろう。『老人と海』の成功とノーベル文学賞の受賞というお祭り騒ぎが終わった後、再び酒量が増えるとともに、次第にうつにとらわれるようになる。被害妄想を伴う重度のうつ病のため、ひそかに精神病院に入院して治療を受けた。しかし、二度目の退院の二日後の早朝、ヘミングウェイは、最後の妻メアリーの目を盗むと、散弾銃で顎《あご》を吹き飛ばし、自殺を遂げたのである。

青年期に躓きやすい

愛着障害を抱えている人は、青年期に迷いやすい。たとえば、ある研究によると、十三歳の時点で、愛着における不安傾向が強いほど、その後の三年間で学校の成績が下降するリスクが高かった。大学生を対象にした研究でも、同様の結果が得られている。

多くの人にとっても、中学二年から大学二年ごろまでが、人生のなかで迷いやすい時期だと言えるが、その時期は、人生を大きく左右する進路選択の時期でもある。この、アイデンティティを確立する青年期が、愛着障害の人にとっては、いっそう大きな試練になりやすいのだ。

親元で過ごした高校までは順調だったのに、大学に進学して一人暮らしを始めると、生活に行きづまり、学業でのパフォーマンスも、期待に反して低迷するということがよくある。

一方、高校まではさほどでもなかったが、大学に入ってから、支障なく自活し、非常に伸びる人もいる。そうした違いにも、愛着の安定度が関係しているということがわかってきた。

不安定型の愛着、とくに不安型の人は、親や慣れ親しんだ人たちと別れ、自分だけを頼りに見知らぬ環境で暮らしていかねばならないということが、強いプレッシャーとなりやすく、情緒的な混乱を引き起こすこともしばしばである。一方、回避型の人は、失敗を恐れるあまり過度に防衛的になり、思いきりよくチャレンジしたり、難しい課題に取り組むことを自分から避けてしまうので、実力が発揮されにくい。

ある研究によると、不安定型愛着の人は、大学に進むと高校時代よりも成績が下がってしまうが、安定型愛着の人には、そうした傾向がみられないという。安定型に比べて、回避型も不安型も試験の準備をあまりせず、勉強への関心も低い。不安型では、留年の不安が強いにもかかわらずである。回避型では、高校から大学への移行期に、学習量や質が低下し、学年の最初の学期で成績が悪くなる傾向がみられたという。

子育てに困難を抱えやすい

愛着障害の人にとって、子育ては大きな課題となりやすい。

その場合、大きく二つのパターンがあるようだ。根っから子どもが嫌いだったり関心がないというケースと、子どもは好きだが上手に愛せない、どう接したらいいかわからないというケースである。

スティーブ・ジョブズは、アップル創業期のころ、組み立ての仕事をしていたクリス・アンという女性と親密な関係になった。しかし、アンが妊娠したとわかると、激しい勢いで中絶を迫り、彼女がそれを拒むと、関わりを一切絶ってしまった。彼女の生んだ娘が親子鑑定の結果、自分の子だとわかっても、それを受けいれようとせず、自分の娘に会うことも、父親らしいことをすることも頑《かたく》なに拒み続け、受けいれるまでに、長い時間を要したのである。

夏目漱石、谷崎潤一郎、川端康成、太宰治といった日本文学を代表する人々は、みな子どもに対して関心が乏しいか、上手に愛せない人たちであった。

漱石は、子どもが泣くとイライラして、怒鳴りつけたり手を上げることもあった。そんな父親に子どもは懐かなかった。娘が赤痢《せきり》で入院したとき、漱石が病室を訪れても、娘は何一つしゃべろうとしなかった。

谷崎は、子どもが嫌いだった。愛する女性にとって、子どもは自分一人でたくさんだったのだ。子どもを育てることに対する関心は、本来の子育てからは逸脱して、血のつながらない娘を自分の理想の女性に教育するという願望に変質し、『痴人の愛』という作品を生み出した。

川端は、子どもをもつことにためらいと臆《おく》する気持ちを抱いていた。決して子どもが嫌いではないし、子ども心というものに憧れさえ感じるが、自分はそれを味わったことがなく、それゆえ子どもをもつことが恐ろしいと言う。子どもから無心の愛を寄せられると、どう応えていいのか狼狽《ろうばい》し、子どもを幸せにすることなどできないと思ってしまうと言うのだ。

肉親の情やつながりというものがわからず、そうした存在がいると思うだけで耐えられないとまで言う。それが家庭というものを信じられない気持ちにもつながっていると、小説の形を借りて告白している。

どう子どもに接したらいいのかがわからないのは無論のこと、自分と血のつながった存在が、この世に存在することに嫌悪感のようなものさえ感じていた。実際、川端は実子をもたず、四十代半ばのときに、従兄《いとこ》の娘を養女にもらっている。

川端のように、自分の子どもをもつのが恐いと感じることは、愛着障害の人に、しばしばみられる。「血の分身」をもつことに強い抵抗を感じるという人もいる。

太宰は一時期、家庭的な暮らしをしたことがあった。それは、戦争中の疎開先でのことで、薬物からも離れて、妻子と落ち着いた生活を営んだのである。だが、戦争が終わり、東京で作家としての活動を再開すると、彼らとの絆も忘れ去られていくのである。

愛着障害の人は、子どもとの関係が安定した絆として維持されにくく、わが子でありながら疎遠《そえん》になってしまったり、憎しみ合う関係になることもある。逆に、自分の世話係や相談相手にすることで子どもに依存し、孤独や満たされない思いを紛らわそうとするケースもある。そうした場合、子どもは親に縛られ、自立が妨げられてしまう。

良い父親ではなかったヘミングウェイ

ヘミングウェイは二四歳のときに、最初の妻ハドリーとの間に息子ジョンをもうけた。しかしヘミングウェイは、子どもをもつことに強い戸惑いや不安、気おくれを感じ、ときには苦々しい思いを、周囲に漏らしていたことが知られている。子どもを可愛がったり、釣りに連れて行ったりすることはあったが、いつも一緒に過ごして世話をするという考えは、彼には毛頭なかった。せいぜい休暇を一緒に楽しく過ごすくらいだったのである。

絶えず旅行や遊びのために家を空けていたヘミングウェイが、自由な暮らしを維持しようとするのに、もっとも両立しないのは子育てであった。ハドリーと離婚後、ジョンはハドリーの手に委《ゆだ》ねられ、一年に一、二度、休暇をともにするだけだったが、ハドリーが再婚したため、ヘミングウェイのもとに戻されるという最悪の養育環境におかれた。

二人目の妻ポーリンとの間にできた二男のパトリック、三男のグレゴリーの世話は、乳母や妹に任せっぱなしで、夫妻は二人だけで方々を旅行した。ポーリンも、あまり子どもには関心がなかったのである。その結婚生活もヘミングウェイの浮気で破綻《はたん》してしまうと、父母の間でひどい諍いが繰り返されるのを、息子たちは目撃させられることになる。結局、息子たちの養育権は母親が得て、ヘミングウェイは、休暇だけ一緒に過ごす関係に落ち着いた。間もなく若い三人目の妻マーサと再婚するヘミングウェイにとっても、それが無難な選択であった。

表向きは、包容力のある良いパパを演出しようとしたヘミングウェイだが、その実態は、ひどくお粗末で、最悪の父親ぶりだった。

父親になることにしり込みしたエリクソン

アイデンティティ理論で、幅広い分野に多大な影響を与えた心理学者のエリク・H・エリクソンは、複雑な生い立ちのもち主だった。母親はデンマークの裕福なユダヤ人家庭の出身だったが、エリクは不義の子として生まれたため、実の父親が誰か知らないまま育った。幼いころから、エリクは自分に付きまとう影のようなものを感じていたが、次第に母親や義父との間の確執が強まっていった。こうして、愛着障害を抱えた人物の典型的な道程を歩むことになったのである。

学校でも問題児で、結局大学に進学せずに、画家を目指して芸術系の専門学校に通ったりしたが、絵の才能にも限界を感じていた。そんなとき、家庭教師の仕事をしないかと誘われ、ウィーンに赴いた先で彼を待っていたのは、アンナ・フロイト（ジークムント・フロイトの娘）の児童分析との出会いである。家庭教師の仕事というのは、精神分析を受けるためにアメリカからウィーンにやってきていた富豪一家の子どもたちの面倒をみることだったのである。

後にエリクソンの妻となるアメリカ人女性ジョアン・サーソンもまた、愛着障害を抱えていた。彼女の場合は、二歳のときに母親がうつ病になり、祖母のもとに預けられた

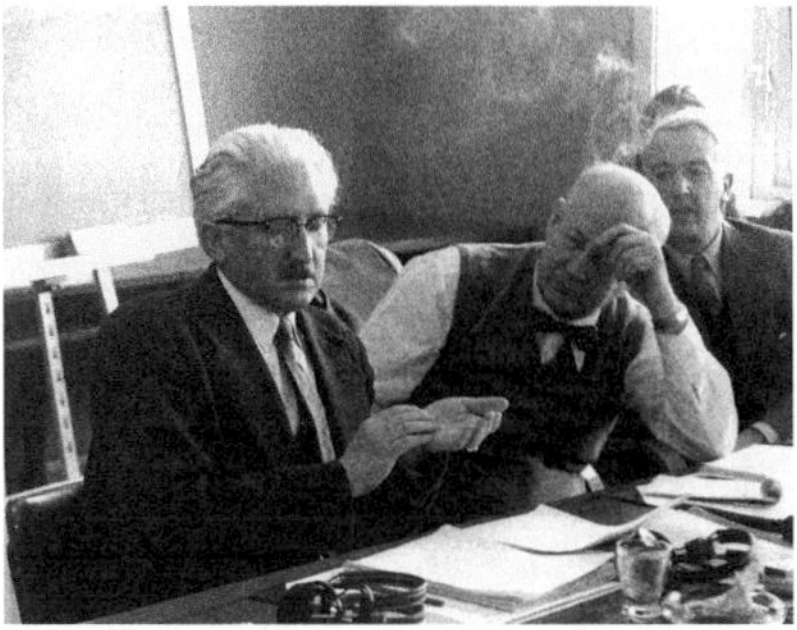

エリク・H・エリクソン（写真提供：アフロ）

ことが、困難の始まりだった。以来、母親との間にはしっくりしないものを抱え、また父親も姉の方ばかりを可愛がり、ジョアンには関心が薄かった。そんな父親も八歳のときに亡くなり、親に甘えることもできず、彼女は反抗的に育った。

ジョアンは、教育学を専攻した後、現代舞踊に興味をもち、その両者を結び付けることを博士論文のテーマにした。その研究のためウィーンを訪れ、アンナ・フロイトが開いた学校に、一時的な職を求めてやってきたのである。そこで、エリクソンと知り合うと、二人はたちまち惹かれあい、親密になった。ところが、母親が手術を受けることになり、ジョアンは急遽《きゆうきよ》、フィラデルフィアに戻った。そこで、自分の身に重大な事態が生じていることを知る。彼女は、妊娠していたのである。

再びウィーンに戻ったジョアンから、そのことを打ち明けられたエリクは、すっかり狼狽した。「永続的な関係を築くことへの不安」にとらわれたエリクは、非ユダヤ人との結婚に両親が賛成するはずがないと言って、結婚を逃れようとしたのである。しかし、それでは、父親のいない子という自分が味わったのと同じ思いを、子どもに味わわせることにならないかと、友人に説得されて、最後には、結婚して父親になることを受けいれたのである。

結婚してからも、エリクは家事には無関心で、ジョアンにまかせっきりだったが、ジョアンは、エリクに比べれば、はるかに自立した女性だった。彼女は、エリクの人生にしっかりとした秩序と骨組みを与え、独自の道を歩んでいけるように支えたのである。家庭では「邪魔者」「問題児」扱いしかされなかった二人だったが、理想的とも言える家庭を築くことになる。そして、ジョアンとともにウィーンを離れ、アメリカに渡ったことが、エリクソンのその後の大成功をもたらすことになる。

アイデンティティの問題と演技性

愛着障害があると、アイデンティティの問題も生じやすい。

愛着は、安心感を支える土台であり、そこが障害を受けると、「自分が自分である」ということに確信をもちにくくなる。そうした自己に対する違和感は、世界や他者に対して自分が何者であるのかというアイデンティティの確立にも当然影響してくる。

アイデンティティは、集団の一員としてのアイデンティティ、性のアイデンティティ、そして、自分という存在としてのアイデンティティなど重層性をもつ。愛着障害では、これらさまざまな次元のアイデンティティにおいて問題を生じやすいことが知られている。

「自分が自分である」ことに違和感があると、自分がどういう社会的役割を担うにしろ、無理をしているという感覚をともないやすい。その結果、ある役割を本心から果たすのではなく、「演じている」という感覚をもちやすくなる。

道化という関わり方

不安定型愛着の人は、しばしば三枚目やオッチョコチョイや道化役を演じることで、周囲から「面白い人」「楽しい人」として受けいれられようとする。

こうした傾向は子ども時代に強くみられるが、思春期には後退して、あまり目立たなくなる人がいる一方で、生涯その傾向が残る人もいる。人を楽しませよう、笑わせようという旺盛なサービス精神は、周囲から人気を得たり好かれたりするのに役立つことも多い。

道化役を演じてしまう人は、自己卑下的な傾向が強く、その根底には自己否定感がある。自分を粗末に扱うことで、相手に気を許してもらおうとするのである。それも、他者に対する一つの媚《こ》びであるが、そうしないでは生きてこれなかった子ども時代の境遇が、そこに反映されている。

「そこで考え出したのは、道化でした。

それは、自分の、人間に対する最後の求愛でした。自分は、人間を極度に恐れていながら、それでいて、人間を、どうしても思い切れなかったらしいのです。そうして自分は、この道化の一線でわずかに人間につながる事が出来たのでした。おもてでは、絶えず笑顔をつくりながらも、内心は必死の、それこそ千番に一番の兼ね合いとでもいうべき危機一髪の、脂汗流してのサーヴィスでした」（太宰治『人間失格』）

「人間に対して、いつも恐怖に震えおののき、また、人間としての自分の言動に、みじんも自信を持てず、そうして自分ひとりの懊悩《おうのう》は胸の中の小箱に秘め、その憂鬱、ナアヴァスネスを、ひたかくしに隠して、ひたすら無邪気の楽天性を装い、自分はお道化《どけ》たお変人として、次第に完成されて行きました。

何でもいいから、笑わせておればいいのだ、そうすると、人間たちは、自分が彼等の所謂『生活』の外にいても、あまりそれを気にしないのではないかしら、とにかく、彼等人間たちの目障《めざわ》りになってはいけない、自分は無だ、風だ、空だ、というような思いばかりが募り、自分はお道化に依って家族を笑わせ、また、家族よりも、もっと不可解でおそろしい下男や下女にまで、必死のお道化のサーヴィスをしたのです」（同）

一方で、辛辣《しんらつ》かつシニカルな毒舌や乾いたユーモアをみせる人もいる。一見非常識にも思える態度にもかかわらず、周囲の人はむしろ好感を抱くこともある。しかし、ときに、常識的な人と真正面から対立してしまうこともある。

両者に共通するのは、人生や世のなかに対して第三者のように関わっているということである。そこには、どこか超然とした達観があり、自分が対等なプレイヤーとして加わることを、最初から諦めている。

内なる欠落を補うために

自分自身に対する違和感は、ほかにもさまざまな仕方で表れる。自分の欲望や喜び、満足感といった感覚がわからなくなる失感情症（アレキシサイミア）も、その一つである。

太宰は小学生のころから、失感情症にも苦しめられていたようだ。たとえば、太宰は、『人間失格』のなかで、主人公にこう語らせている。

「自分には『空腹』という感覚はどんなものだか、さっぱりわからなかったのです。へんな言いかたですが、おなかが空《す》いていても、自分でそれに気がつかないのです」

こうしたことが起きてしまうのは、安全基地をもたず、自分の欲求や感覚よりも、周囲への気づかいの方に全神経を注ぎ込み、空腹を満たすという本能的な喜びにさえ気持ちを注ぐことができないからである。

失感情症は、他人と喜びや悲しみを共有することの困難にも通じる。共感したくても、それを実感できないから、共感しようがないのである。不安定で確かなものがない感覚のなかで、愛着障害の人が拠《よ》り所とするのは、演じるということであり、それによって、ぽっかり空いたバツの悪い間《ま》を埋めようとするである。

演じることと密接に関係し、愛着障害の人にみられやすい問題行動は虚言である。

これは、周囲の人を思い通りにコントロールしようとする意味もあるが、自分という存在の希薄さを、作り話によって補う意味もある。嘘で装うことで、大人を困らせたり、気を引いたりするだけでなく、自分が願望する存在や相手に気に入られる存在になろうとするのである。幸せな子どもを演じたビル・クリントン、作文に教師の気に入るような嘘を並べた太宰治、彼らは内なる欠落を、嘘を吐くことによって埋め合わせしようとした。

反社会的行動の背景にも多い

愛着障害を抱えた子どもは、幼いころから、反抗やいたずらといった問題がしばしばみられる。物を盗んだり、壊したり、弱いものをいじめたりといった行動も珍しくない。

その多くは、心のなかに溜まった寂しさや怒りを表す行動であり、親や養育者が愛情や関心を注ぐように気を配れば、それで収まることも多い。しかし、厳しく叱ったり、折檻《せっかん》を加えたりすると、子どもはますます寂しさや怒りを強め、もっと悪さをするようになる。

幼いころは、何も問題はなかったのに、思春期を迎えるころから万引きなどの非行や反抗的態度をみせるようになる子どもがいる。そうしたケースでは、ずっと「良い子」として振る舞ってきたものの、次第に心のバランスが保てなくなり、それが行動となって表面化しているということが多い。根っこにあるのは、やはり愛着の傷なのである。実際、非行に走る少年少女の大部分は愛着障害を抱えている。


今日でも教育書の古典とされる『エミール』を後に著わすことになるルソーは、盗癖があったことを、自ら『告白録』のなかで記している。

生まれた直後に母親を喪ったルソーだったが、さらなる不幸が見舞う。父親がトラブルに巻き込まれ、逮捕を免れるために、ジュネーブを去らねばならなくなったのだ。ルソーは、叔父のもとに委ねられたが、叔父はルソーを自分の息子と一緒に、ボセーという村の牧師のもとに預けることにする。そこで、ランベルシエ牧師とその妹のマドモアゼル・ランベルシエによって、ルソーは手厚い教育と指導を受けることになったのである。

ボセーでの生活は順調かと思われた。しかし、あるときマドモアゼル・ランベルシエの櫛《くし》の歯が何者かに折られるという事件が持ち上がり、ルソーに疑いがかけられたのである。

ふだんからいたずら好きのルソーのことを大目にみていたランベルシエ兄妹も、これは悪質だと思ったのだろう。しかも、彼は、その嫌疑を頑なに否定した。事件そのものよりも、ルソーの嘘と強情さに、ランベルシエ兄妹の心証はすっかり悪くなった。牧師は叔父に知らせ、駆けつけてきた叔父は、折檻を加えて白状させようとしたが、それでもルソーは否認を続けた。

その一件があって以降、ルソーのいたずらや悪行はエスカレートし、ランベルシエ兄妹も、彼に対して愛想を尽かしてしまった。結局、従兄と一緒に、叔父のもとに送り返される。

それから、ルソーの人生は迷い道に入り込んでいく。見習いの仕事をしたりもするが、どれも身が入らず、雇い主からどやされると反抗的な態度をとり、どこも長続きしなかった。

その一方で、盗みや嘘といった悪行は常習化していった。そして、とうとう十六歳のとき、ジュネーブの町を飛び出してしまうのだ。格好よく言えば、遍歴生活の始まりだが、現実には、仕事も金もツテもなく、浮浪者の身の上に転落することを意味した。

ただ、ルソーの強みは、幼いころから文字を覚え、牧師のところで受けた教育の成果もあって、それなりの教養を身につけていたことと、見ず知らずの人にでも、すぐに取り入って、気に入られる術《すべ》を心得ていたことである。ことに、ルソーは年上の女性に甘えるのが得意だった。それは、母親代わりの存在を常に求めるなかで、ルソーが知らずしらず身につけていた能力だったに違いない。


青年期に少々荒れていても、そこで親や親代わりの大人、友人や恋人との関係において、愛着の傷がある程度修復されると、大人になるころには、落ち着いてくることも少なくない。だが、適切な手当てがされないままに、社会での挫折感や疎外感を強めていくと、大人になっても反社会的傾向が強く残ってしまう場合もある。

愛着障害の人にみられやすい犯罪行為の代表は万引きや盗みである。ルソーに盗癖があったということは、子どもにみられる盗みが、単に叱ったり罰したりして済む問題ではないことを示している。ある意味ルソーは、子どものそうした心理を、身をもって体験したがゆえに、優れた教育思想を生み出すことにもつながったのである。

盗みは、愛情を得る代償行為になっていたり、愛情を与えてもらえないことの仕返しとして行われることもある。さらに、拒否されたというひがみが強くなると、次のケースのように、恵まれない境遇にある自分の当然の権利として、あるいは、反抗の証《あかし》として、確信犯的に人の物を盗るようになる。

ジャン・ジュネという奇跡

プルースト、セリーヌとともに、二十世紀のフランス文学を代表する作家として評価の高いジャン・ジュネは、きらびやかな文体を駆使して、『花のノートルダム』や『泥棒日記』などの傑作を立て続けに生みだした。そこでサブテーマとなっているのは、盗癖とホモセクシャルであり、そこには彼自身の人生が反映されている。ジャン・ジュネは、愛着障害を語るうえで、欠かすことのできない存在と言ってもいいだろう。彼は愛着障害が陥りやすい危険を、極端な形で症状化してみせると同時に、それを克服する道程を、われわれに示してくれた。

ジャン・ジュネは、一九一〇年にパリで生まれた。未婚の母親は、七か月後、わが子を救済院の遺棄窓口に連れて行き、遺棄した。生まれてから半年余り、母親はわが子を自分の手で育てようとしたものの、それが限界だったのだろう。七か月でも母親と一緒にいられたことは、幸運だったと言うべきだろうか。

翌日には、パリから二百五十キロも離れた児童委託事務所に移され、ただちに里親が決められた。そして、アリニィ・アン＝モルヴァンという小さな村で家具職人をしているレニエ家に預けられることとなったのである。

フランスでは、当時から里親制度が整えられ、恵まれない子どもは、地方の村に住む里親の手で育てられた。アリニィという村は、とりわけ里子を育てるのに熱心なところだった。国からの扶助料が得られたのと、労働力の足しにされたのである。貧しい農家に預けられた場合には、一日中農作業に駆り出されるということも珍しくなかった。

その点では、ジャンは非常に幸運だったと言える。レニエ氏は無口な人物だったが、心優しい性格のもち主で、また家具職人としても評判がよく、部屋がいくつもある大きな家に住んでいた。レニエ夫人も、優しい母性的な人で、ジャンをむしろ甘やかして、実子同様に育てたのである。

レニエ家に連れてこられたとき、七か月のジャンは、体がとても小さかった。母親は、生

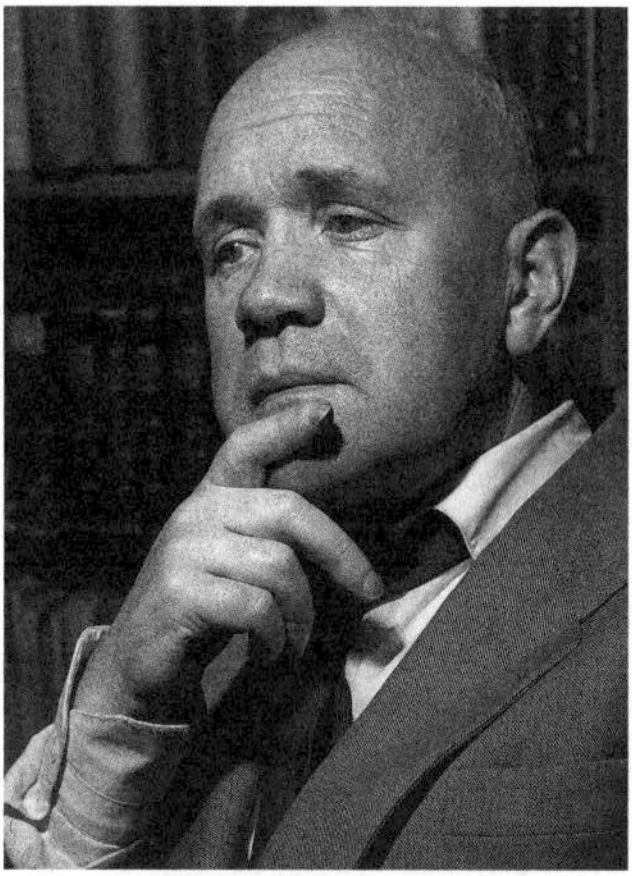

ジャン・ジュネ（写真提供：アフロ）

活に困窮《こんきゅう》し、わが子に満足な栄養や世話を与えていなかったのだろう。一週間ほど毎晩夜泣きをしたというが、すぐにその家の暮らしになじんでいった。第一章で述べたように、六か月から一歳半の間が、愛着形成の臨界期であることを考えると、ジャンは、母親に対して愛着形成が始まりかけたときに、その手元から離されたことになるが、まだレニエ夫妻との間に、実の親子と変わらない愛着の絆を結ぶことは十分可能だったと言えるだろう。

ただ、そうはならなかったのには、いくつか理由があった。もっとも大きな理由は、幼いころから里子として扱われ、すでに成人していたレニエ夫妻の実の子と一緒に暮らしていたということである。娘のベルトはジャンに優しかったが、息子のジョルジュはジャンをうっとうしがり、ジャンもこの青年をライバル視して嫌っていた。

また、幼いジャンの面倒をみたのが、養母だけでなく、娘のベルトや、もう一人里子として預かっていたリュシーという十歳の女の子だったという事情もある。レニエ家にやってきてから最初の一年間、ジャンが寝かせられたのは、リュシーの部屋であり、彼女がジャンの面倒をみることも多かった。

とはいえ、ジャンが当時の里子としては、望むべき最高の待遇を受けていたことは疑いない。同じ村には、他にも多くの里子がいて、当時の彼のことを回想しているが、だれもが口をそろえて、彼の境遇が非常に恵まれていたことを証言している。

ジャンは、当時としては高価な、美しい挿絵《さしえ》の入った大きな本を、何冊ももっていたという。それは、他の里子たちには望むべくもない贅沢だった。

「彼は本当に素晴らしい子供時代を送りました。(中略)彼は自分がやりたいと思うことをしていましたし、誰もそれに文句を言ったりしませんでした。家の中では、彼は小さな王様だったのです」(エドマンド・ホワイト『ジュネ伝』鵜飼哲・荒木敦・根岸徹郎訳)

すぐ隣が学校で、学校の先生もジャンを可愛がった。他の子のように、雑用仕事をさせられることも、ほとんどなかった。恵まれた環境で、彼は読書にも励むことができた。同級生の話では、学校の図書室の本をすべて読んだという。作文もクラスで一番だった。彼は、その周辺地区で第一位の成績で初等教育修了証を手にした。それ以降、教育らしい教育を受けていないにもかかわらず、格調の高いみごとな文章を書く能力の基礎を身につけたのにも、こうした環境が助けとなったのである。

だが、そのころすでに、盗癖という彼のアイデンティティの一つとでもいうべき特性を露《あら》わにし始めていた。

ジャンの盗癖は、最初、愛情不足を紛らわす些細な行動として始まったが、それは次第に、彼のなかの反抗心と結びついて、カウンター・アイデンティティとなっていく。

ジャンが盗みをよくやったのは、十歳から十二歳ごろと推定されている。盗みの対象は、養母やその娘ベルト、そして学校だった。この時期は、第一次世界大戦が終わって、兵士たちが復員してきた時期でもあった。養母の息子のジョルジュやベルトの夫も帰還してきた。それまで、一家の愛情を独占していたジャンからすれば、邪魔者たちが戻ってきて、自分への愛情や関心を奪ってしまったことになる。

ジャンは、疑いもなく、奪われた愛情の代償として、あるいは自分に注意を向けようとして、盗みに手を染めだしたのだ。

思春期になり、自我の目覚めが起き始めたことも、それに拍車をかけただろう。次第に反抗的なところをみせるようになったジャンは、友人にこう力説したと言う。

「ここモルヴァンには、養護施設の子供を召使いみたいに考えて仕事をやらせる奴らがたくさんいる。チャンスがあれば、そいつらから盗んでやらなきゃいけないんだ」

あるいは、こうも語ったと言う。

「僕はいずれにせよ、人から働かされたりするのは絶対に御免だね」

しかし、現実に「召使いみたいに」こきつかわれていたのは、ジャンではなく、他の子どもたちだった。彼がすることになっていた唯一の手伝いは、「一頭だけ飼っている牛を村から百メートルほど離れた牧場につれて行き、夕方にそれをつれて戻る」ことだった。実際、大した仕事をさせられていたわけではない。

ジャンは、盗んだ小銭や学校の文具を、周りの子どもたちに分け与えていたという。

彼自身、こう書いている。

「十歳の時、個人的には好きだし貧しいことが分かっている人々から盗みを働いても、私は良心の呵責など何も感じなかった。盗んでいるところを見つかった。『泥棒』という言葉は、私を深く傷つけたと思う。深くというのはつまり、そうした存在になると恥ずかしい思いをするのだ、あるいは人々にかまわず堂々とそうなりたいと考えるのは恥ずべきことなのだと人々がわたしに思わせようとする存在に、自分から進んでなってやろうと思うほど、という

ことだ」（同）

彼のなかの強情さ、傷つけられることに対して仕返しをせずにはいられない執念深さ、それが、否定されたものを自ら志向しようとする、価値の倒錯《とうさく》をもたらす。こうした逆説的な反応こそ、深く傷ついた愛着障害に特有のものでもある。

ジャンの盗みに対して、養父母は寛大だった。他の人が、彼が盗みを働いていると知らせてあげようとしても、養母は、話を聞こうとしなかったという。養母も知らないわけではなかったが、彼女には、ジャンの寂しい心のうちがわかっていたのかもしれない。

しかし、そんな優しい養母も、ジャンが十一歳のとき亡くなってしまう。ジャンにとっての幸せな日々は、彼女の死とともに終わりを迎えるのである。養父母に代わって、娘のベルト夫妻が里親となるが、酒飲みの夫は、ジャンに農作業や雑用をさせようとする。それに対して、ジャンは頑なに抵抗した。それでも、さらに二年間、ジャンはこの一家のもとで暮らしたが、その間、彼の反抗的な態度は次第にエスカレートしていく。そして、記憶のなかの事実さえも、塗り替えられていく。

ジャンは、養母について、あらゆる作品のなかで一言も触れていない。しかし、里親の一家については、友人に対して、また世間に向かって、否定的な言い方をするようになる。

「子供のころ、家の者は犬を打つのと同じ鞭で自分を折檻し、また食事の時には彼をなじろうとして、お代わりはいらないかと訊ねておきながら、自分が欲しいと答えるとご飯をくれる代わりに、食い意地が張っているといって嘲笑した」（同）と語る。だが実際には、すでに述べたように、彼は里子としては、格別に大切にされていたし、彼自身も、『泥棒日記』の最初の草稿では、里親のことを「とても立派な人たち」と呼んだ。人を貶《けな》しても、褒《ほ》めることは滅多になかったジャンにしては、異例なことである。しかし、この部分は結局削除された。

ネガティブな評価の一般化という傾向は、愛着障害の人にはしばしばみられる。どんなに愛情を注いで手間暇をかけて関わってもらっても、良かった面についてはあっさり忘れてしまい、例外的な出来事にすぎない傷ついた体験が、すべてを覆っていたかのようにみなし、語るようになるのである。

ジャンは、里親のもとを去った後、何度も落ち着くチャンスがあったにもかかわらず、盗みや放浪を繰り返しては、感化院や刑務所を行き来するようになる。そして、そこで、さらに悪徳に染まっていくという転落の人生を歩むことになるのだ。

ジュネは、盗んだ本を売って生活するようになる。というより、彼はある時期から本しか盗まなくなったのだ。しかも、「傑作しか盗まなかった」と豪語している。刑務所で書いた詩や小説がジャン・コクトーに絶賛され、彗星《すいせい》のごとく現れた天才として巷《ちまた》の話題をさらい、一躍有名人となってからも、そうした悪徳とすっぱり縁が切れたわけではなかった。

ジャン・ジュネの本当の奇跡は、作家として成功したことよりも、彼が泥棒として人生を終えなかったことだ。刑務所と最後に縁が切れたのは、三三歳のときである。十三回窃盗で有罪判決を受けた男は、それ以降二度と、同じ罪で起訴されることはなかった。彼は泥棒以外の新しいアイデンティティを手に入れたのだ。

ジャン・ジュネは小説家から、ヴェトナム反戦やパレスチナ問題、黒人問題など、常にマイノリティの立場に立つ政治活動に身を投じていった。それはおそらく、「搾取する連中から盗んでやらないといけないんだ」と語っていた少年が、社会と折り合いをつけた姿だったのだろう。

安住の地を求めてさまよう

愛着障害の人のなかには、家出や放浪を繰り返す人がいる。度重なる引っ越し、旅といったものと縁が深いケースも少なくない。もっと長じてから、出家をしたり、遁世《とんせい》をしたりというケースもある。

実際、出家・遁世をする人には、愛着障害を抱えた人が多い。その代表は、ゴータマ・シッダルタ、すなわち釈迦《しやか》である。

釈迦の母親は、彼を生んだ直後に亡くなった。ちょうどルソーの母親と同じように。釈迦は、ルソーが感じていたのと同じように、自分の出自が、その出発点から、母親の命と引き換えに与えられたものであり、そのことに罪の意識を感じていたに違いない。

釈迦は、自我に目覚め、自らの出自について考える青年のころから、物思いに耽るようになる。その憂いを晴らすことができればと、王である父親は釈迦に妻を娶《めと》らせ、子どももできるが、釈迦の心の沈鬱《ちんうつ》を取り去ることはできなかった。釈迦はついに出家して、王子の位も、妻子も捨てて、放浪の旅に出てしまうのである。

その根底には、母親というものに抱かれ、その乳を吸うこともなく、母親との愛着の絆を結ぶこともなく、常に生きることに違和感を覚えながら育ったことがあったに違いない。それは、愛着障害に他ならない。ルソーが、甘やかされて育ったにもかかわらず、やがて自分の居場所を捨てて、遍歴の旅に出てしまったのと、その根底に起きていることは同じなのである。

幼い子どものころは、なにがしかの違和感や居心地の悪さを覚えていても、周囲の大人の庇護《ひご》にすがって生きるしかなく、それなりに育つのだが、青年となって自分の考えが明確になり、行動力も培われてくると、もはやその場所に留《とど》まってはいられなくなる。そこは自分の居るべき場所ではないと感じ始め、漠然とした救いを求めて、自分を縛る現実から脱出しようとする。自分を受け止め、癒やしてくれる存在を求めようとする。それは、大きな意味で、母なる存在と言えるかもしれない。ルソーのように母親的な女性が、助けとなってくれることもある。

釈迦の遍歴においても、母親的な女性との出会いをみることができるが、それは、性愛的な煩悩《ぼんのう》が超越した慈愛へと高められ、それに一体化することで、悟りに至る。それは、釈迦が母親の愛として求めたものの、究極の形だったのではないだろうか。

性的な問題を抱えやすい

愛着障害の人は、性的な問題を伴いやすい。愛着は対人関係の基本であると同時に、性愛も愛着を土台に発達するのである。愛着障害は対人関係に影響を及ぼすのと同じように、性愛にも、さまざまな形で皺寄《しわよ》せがくる。

性的な問題を伴いやすい理由は他にもある。愛着障害が生じる環境では、母親は妊娠中から、あまり恵まれた状況にいないことが多く、高いストレスによって、妊娠中のホルモン環境が胎児の成長に悪影響を及ぼす危険が増大するのである。たとえば、男児の妊娠中に、母親が強いストレスを浴びたり、ある種の薬物を服用していると、胎児の精巣《せいそう》から分泌される男性ホルモンの量が少なくなる。これは、性同一性障害や同性愛傾向を生む要因となる。

また、愛着障害の子どもでは、混乱した性的刺激を幼いころから受けてしまうというケースも少なくない。母性的な愛情への憧れと性愛の混乱がみられたり、男女の役割の倒錯がみられたりしやすい。

ジャン・ジュネもそうした一例である。「私は、ごく小さい頃から、自分が他の男の子たちに惹かれていることを意識していた。女性に魅力を感じていたことは、一度もない」(同)。その正確な時期について、八歳ごろから、遅くとも十歳ごろだと述べている。

ジャン・ジュネよりずっと恵まれて育ち、一見性愛的な問題とは無縁に思えるような人にも、意外な痕跡が認められることが多い。謹厳実直そのものに見える漱石に、女装癖の気があったことは、妻鏡子が口述した『漱石の思い出』(松岡譲筆録)から知れる。そこには、養父の愛人やその娘と暮らした、七、八歳ころの体験の痕跡が残されているのかもしれない。

漱石は、女性のきれいな着物を着るのが好きで、妻が脱いだままにしてある着物を羽織ったうえに、褄《つま》をとって、女っぽい風情《ふぜい》で部屋のなかを歩き回ったという。

ルソーの変態趣味

ルソーにも性倒錯的な趣味があった。マゾヒズムや露出症と呼ばれるもので、彼は女性からわざと踏みつけにされ、赦《ゆる》しを乞《こ》うことに性的快楽を感じたという。また、自分の性器を若い女性たちにみせて、驚かして面白がることまでやっていた。あるとき、その場を取り押さえられ、官憲につきだされそうになったが、自分は「頭がおかしい貴族の子息だ」と嘘をついて、辛うじて難を免れたという。

ルソーのそうした性癖は、先にも触れたランベルシエという牧師の家に預けられたときの体験から来ていた。そこにはランベルシエの妹で、マドモワゼル・ランベルシエという妙齢の女性がいた。この女性に対してルソーは母親のように甘えると同時に、淡い恋心を感じてもいた。

ある日、いたずらをしたルソーは、マドモワゼルから罰としてお尻を叩かれた。そのときルソーが受けた、苦痛と快感の入り混じった感覚は、彼の性愛的嗜好《しこう》を決定したのである。

彼はこう告白している。

「厳とかまえた愛人の膝下《しっか》にいて、その命に服し、なんどもゆるしをこう、それが私には非常にこころよいたのしみであった。そして、はげしい想像が私の血をもえたたせばもえたたせるほど、いじけた恋人のようなようすをするのだった」（ルソー『告白録』井上究一郎訳）

母親が子どもに対して冷淡だったり、虐待を加えたりした場合、子どもは女性に対して強い敵意を抱くようになり、非常に歪んだ形でしか女性を愛することができなくなることもある。サディズムが典型であるが、幼い子どもにしか関心がない幼児性愛も、支配しコントロールするという願望においては共通する。ただ、幼児性愛の場合は、成熟した女性に対する嫌悪を伴っていることも多い。これらの性的倒錯の背景には、ほとんど例外なく愛着障害がみられる。

谷崎潤一郎の女性観

『痴人の愛』や『卍《まんじ》』、『春琴抄《しゅんきんしょう》』など、異常な愛の形を好んで小説のモチーフにした耽美《たんび》派の作家、谷崎潤一郎も、特異な愛着障害を抱えていたようだ。

谷崎は、女性関係において異常に執着の強い面と、非常にドライで多情な面をもっていた。また、自分の美意識にこだわりはするが、相手の気持ちというものに対してはかなり無頓《むとん》着《ちゃく》で、共感性が乏しく、まるで人形や物を扱うような視点が強いことである。

それは、たとえば『痴人の愛』などの作品に強く表れている。主人公の河合がナオミという少女を自分の理想の女性にしようと、手塩にかけて一人前の女性に育てあげたときに、逆に河合はナオミに翻弄《ほんろう》されることにのめり込んでいく。谷崎の描く世界では、相互的な愛よりも、一方的な献身やマゾヒズム的犠牲こそが、愛の本質なのである。『春琴抄』にしろ『少将滋幹《しげもと》の母』にしろ、そうした特性が顕著である。

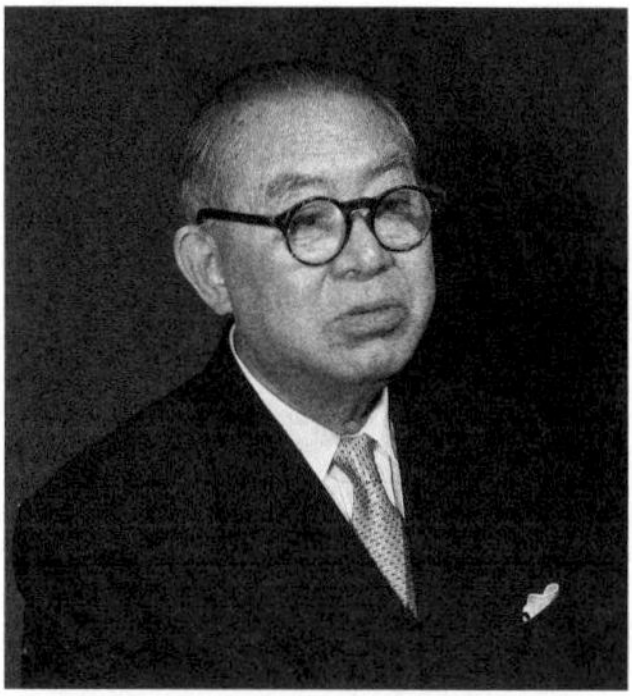
谷崎潤一郎（©文藝春秋／amanaimages）

このような相互性の欠如した愛の世界の根本には、愛着スタイルの原基となる母親との関係が、たいてい絡んでいるものである。

谷崎の母せきは、お嬢さん育ちで、大変美しかった。谷崎の父倉五郎は、養子となって谷崎家に入った。せきは、子どもにあまり関心がなく、子育てを煩《わずら》わしがったため、下の弟妹たちの多くは、家が裕福だったにもかかわらず、里子や養子に出された。神経質で潔癖な傾向も、余計子ども嫌いにしたのだろう。三十代ごろに撮った写真が残っているが、たしかに美貌《びぼう》ではあるものの、いかにも神経質で、冷たい雰囲気が漂っている。

長男だった潤一郎は、きょうだいのなかでは、一番可愛がられたと思われるが、彼の世話をしたのは、主に、みよという乳母だった。

甘えん坊でお坊ちゃん育ちの谷崎には、発達や愛着の問題を思わせるエピソードがいくつか残っている。

一つは、彼が小学校になじむのに、ひどく苦労したということである。始業式でみよの姿が見えなくなると、パニックになって、泣きながら学校から駆け出してしまった。学校に行き始めてからも、通学を嫌がるので二学期から通い始めた。しかし、それでも慣れることができず、始終《しじゅう》学校を休んだため、結局、一年生を落第してしまった。その後、勉強の面白さに目覚めて、「神童」になるのだが、運動だけはからっきしダメだったという。

もう一つ、気になるエピソードは、「東鑑拝賀巻《あずまかがみはいがのまき》」という歌舞伎を観たとき、実朝《さねとも》の首が切り落とされる場面に、「エロティックな興奮」を覚えたことである。こうしたサド・マゾ的な嗜癖《しへき》は、しばしば愛着の問題と結びついてみられる。

谷崎の幼年期の特徴は、甘やかされて過保護に育てられたということと、肝心の母親の愛情が欠けていたというアンバランスさに、要約できるだろう。これは、三島由紀夫などの幼年時代の境遇とも共通する点がある。三島が谷崎の文学を高く評価したことと合わせて、面白い点だと言えるだろう。

親代わりの異性と、ずっと年下の異性

愛着障害を抱えた人は、しばしば親代わりの存在を求める。ずっと年上の異性が恋人や配偶者となることも珍しくない。逆にずっと年下の異性に対して、親のように振る舞うことで、自分が欲しかった存在になろうとすることもある。

後者の場合、成熟した異性との間に対等な関係を結ぶのが困難であるため、自分が優位な立場に立てる、ずっと年下の異性を愛情の対象に選ぶと考えられる。また、男性の場合、そこには成熟した女性への忌避《きひ》もある。母親との関係が不安定で、母親に対する憎悪や過度の理想化があると、成熟した女性との通常の恋愛や愛情を伴った肉体関係が困難となるのである。

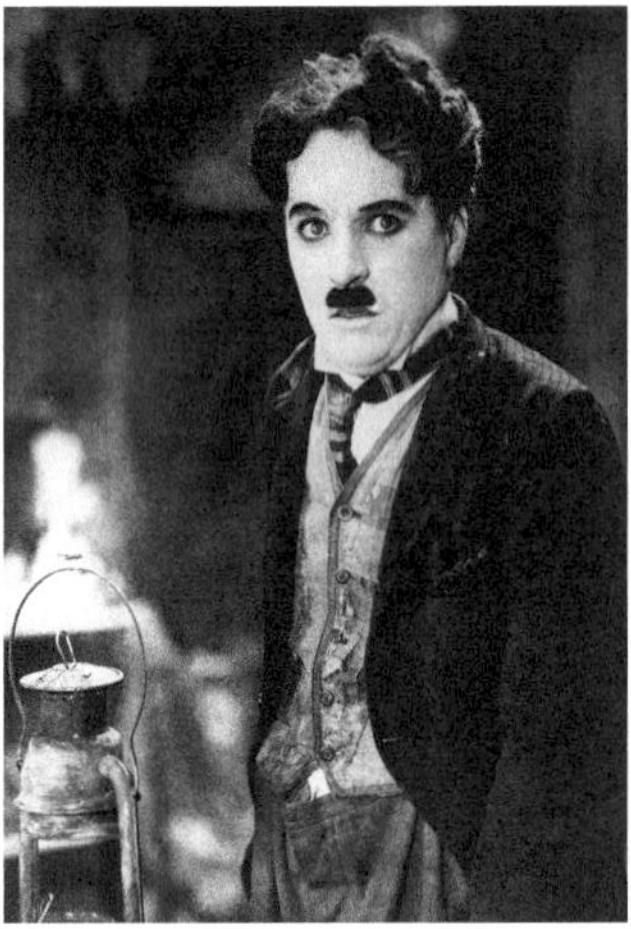

チャールズ・チャップリン（写真提供：アフロ）

喜劇王チャールズ・チャップリンは、ずっと年下の女性を好んだことで知られている。いわゆるロリータ趣味ということもできるが、ロリータ・コンプレックスにもまた、愛着障害がひそんでいる。

チャップリンの母親はミュージック・ホールの女優で、長男のシドニィーとチャールズを生んでからも、舞台の仕事を続けていた。母親がいない間、二人の兄弟の面倒は、家政婦がみていた。父親も俳優だったが酒癖が悪く、それがもとで、チャールズが一歳のときに、両親は離婚する。

母親には二人の息子を十分養うだけの収入があったが、思いもかけない異変が襲う。母親の声が出なくなってしまったのだ。女優として働けなくなった母親は、お針子《はりこ》をして家計を支えようとするが、失意と無理を重ねたことから、母親の心身の健康は次第に蝕《むしば》まれていった。チャップリンが十二歳のとき、母親は精神に明らかな異常を来して入院、以来、療養生活を繰り返すようになる。

チャップリンが愛着不安の強い、不安定型の愛着スタイルを抱えることになったのには、乳飲《ちの》み子だったころから母親が忙しかったうえに、その後、ずっと不安定な母親を見て育ったことが与っているだろう。そして、母親が正気を失い、彼の世界からいなくなってしまったことは、愛着不安を決定的にするとともに、母親とともにあった幼い日々への執着を生んだに違いない。チャップリンのロリータ趣味は、悲恋に終わった初恋の女性の面影を求めてとも言われるが、その根っこは、もっと以前にあったと考えるべきだろう。

だが、もう一つ忘れてならないのは、父親のことである。チャップリンの人生に欠落していた父親という存在は、その欠落ゆえに憧れとなって、彼の人生を操っていたようにも思える。はるかに年下の女性を妻にすることは、父親を求める願望を、逆に自らが父親的な存在として振る舞うことで、代償するものだからである。同じく父親の不在という心のすき間を抱えていたウーナ・オニールとの結婚が、三七歳という年齢差を超えて、稀《まれ》に見る幸福なものとなり得たのは、まさにその点に秘密があったように思える。

誇大自己と大きな願望

偉大な人物には、愛着障害を抱えているケースが少なくない。生まれてすぐに母親を失った釈迦、生まれる前に父を失い、幼くして母を失ったムハンマドといった宗教的カリスマをはじめ、政治家や文豪、芸術家や思想家、社会活動家や革命家など枚挙《まいきよ》にいとまがない。

なぜ彼らは、多くの困難を抱えながら、常人にはなしえない偉大な功績を残すことができたのか。なぜ高邁《こうまい》な理想を実現したり、誰にもまねのできない作品を生み出すことができたのか。

そのことと、深く関係していると思われるのが誇大自己である。誇大自己は、幼い時期にみられる自己愛の一形態である。自らを神のように偉大な存在と感じ、万能感や自己顕示性、また思い通りにならないときに表れる激しい怒り（自己愛的怒りと呼ばれる）を特徴とする。

自己愛の心理学を確立したコフートによると、誇大自己の願望がほどよく満たされ、またほどよく挫折を味わうことで、よりバランスのとれた段階へと成熟していく。しかし、何かの理由で、急激に挫折を味わうと、誇大自己の段階にとどまり続けてしまうのである。それは、まさに愛着障害で起きることに他ならない。

ふつうの人は、成長するとともに、自分の限界を知ることで、現実との間に妥協が成立し、身の丈サイズの自己愛へと収まっていく。ところが、誇大自己が残ったままの愛着障害の人は、誇大自己の願望を、現実とは無関係に膨らまし続けることで、傷ついた自己愛を保とうとするのである。ただ、それが大きな理想を実現し、逆境をはねのける原動力となっている側面もある。

しかし、それは両刃《もろは》の剣でもある。大きな願望を抱き、自分を特別な存在とみなすことは、何人《なにびと》もなしえない偉大な業績を成し遂げることにもつながるが、反面、厳しい現実を余計につらく感じ、社会への適応を困難にする場合もある。

高橋是清の「強運」

総理や蔵相を歴任し、二・二六事件のとき凶弾に倒れた高橋是清《これきよ》は、まさに波乱万丈を絵に描いたような人生を送った。彼もまた愛着障害を抱えた人物だった。

生まれてまもなく里子に出され、養家で育った是清は、幼いころから何度も死にそうな目に遭っている。あるときは、馬に踏まれて危うく死ぬところを奇跡的に助かった。「この子は運のいい子だ」と誰かが言うのを聞いて、是清は、「自分は運が強い」という信念をもつようになったという。是清はいたずらも半端《はんぱ》でなかった。横浜の外国人の商館で下働きをしていたとき、主人が食べる牛鍋に、こっそり小便をしたのがバレて、海外に連れていってもらうという話がおじゃんになったこともある。このエピソードは、ルソーと通じるものがある。

外国に行けないとなると、余計に行きたくなった彼は、あの手この手を使って、ついに商船に乗せてもらうことになった。しかし、行った先のサンフランシスコで、奴隷に売り飛ばされるという憂き目にも遭っている。そんな艱難辛苦《かんなんしんく》を不思議と乗り越えられたのも、彼のなかにある楽天的な万能感が与っていたのだろう。

しかし、無鉄砲で騙《だま》されやすい性格は容易には治らず、とんでもない山師《やまし》に引っかかって大借金を抱えるなど、浮き沈みの激しい人生を送ることになった。彼の「強運」は、裏を返せば、危険な目にそれだけ遭遇したということであり、彼が無防備な人生を歩んだということにほかならない。

独創的な創造性との関係

愛着障害についてのケースをたどっていくと、すぐに気づかされるのは、作家や文学者に、愛着障害を抱えた人が、異様なほどに多いということである。夏目漱石、谷崎潤一郎、川端康成、太宰治、三島由紀夫という日本文学を代表する面々が、一様に愛着の問題を抱えていたというのは、驚くべきことである。ある意味、日本の近代文学は、見捨てられた子どもたちの悲しみを原動力にして生み出されたとも言えるほどである。

　文学以外にも、芸術の分野で名を成した人には、愛着障害を抱えていたというケースが非常に多い。ある意味、そこからくる「欠落」を心のなかに抱えていなければ、直接に生産に寄与するわけでもない創作という行為に取りつかれ、人生の多くを費やしたりはしないだろう。書いても書いても癒やし尽くされない心の空洞があってこそ、作品を生み出し続けることができるのだ。

　芸術の分野以外でも、政治や宗教、ビジネスや社会活動の領域で、偉大な働きや貢献をする人は、しばしば愛着障害を抱え、それを乗り越えてきたというケースが少なくない。愛着障害の人には、自己への徹底的なこだわりをもつ場合と、自己を超越しようとする場合がある。実はその二つは、表裏一体ともいえるダイナミズムをもっている。自己へのこだわりを克服しようとして、自己超越を求めることは多いが、同時に、自己に徹底的にこだわった末に、自己超越の境地に至るということも多いのである。

　彼らの行動や思考が、独創性や革新性をもたらすということは、彼らが「親という安全基地をもたない」ということと深く関係しているように思える。親という安全基地に恵まれ、安定した愛着を築いて、それに保護されながら生きていくことは、確かに安全であるし、社会にうまく適応するチャンスを増やすだろう。その方が、ずっと生きやすい人生を保証してくれるのである。それに比べて、親という安全基地をもたず育った人は、いきなり社会の荒波に放り出されて生きてきたようなものであり、その困難は大きい。

しかし親という安全基地は、しばしばその人を縛りつけてしまう。そこが安全であるがゆえに、あるいは、親に愛着するがゆえに、親の期待や庇護という「限界」にとらわれてしまうということも多い。そして、親が設定した「常識」や「価値観」にがんじがらめにされ、常識的な限界を超えにくいのである。

ところが、愛着が不完全で、安全基地をもたない場合には、そこに縛られることがないので、まったく常識を超えた目で社会を見たり、物事を感じたり、発想することができやすい。これが、独創性という点で、大きな強みを生むのである。

もちろん、なかには、親との間の愛着が不安定であるがゆえに、何とかして親の愛情や承認を得ようと、親の期待に過剰に服従するというケースもある。だが、人間の心というのは、そう単純にはいかないもので、表面的には服従していても、心のなかには、どんどん割り切れない剰余《じようよ》が積み重なっていく。まさに、その部分が、皮肉な視点で物事を見るということにつながる。つまり二面性を生む。この二面性が、人間が本然的に抱える矛盾を際立たせ、自己や社会に対する否定的な気分となって、ネガティブに作用することもあれば、個性的な着眼につながるというプラスの作用を及ぼすこともあるのだ。

創造とは、ある意味、旧来の価値の破壊である。破壊的な力が生まれるためには、旧来の存在と安定的に誼《よしみ》を結びすぎることは、マイナスなのである。親を代表とする旧勢力に対する根源的な憎しみがあった方が、そこから破壊的なまでの創造のエネルギーが生み出されるのだ。

その意味で、創造する者にとって、愛着障害はほとんど不可欠な原動力であり、愛着障害をもたないものが、偉大な創造を行った例は、むしろ稀と言っても差し支えないだろう。技術や伝統を継承し、発展させることはできても、そこから真の創造は生まれにくいのである。なぜなら、破壊的な創造など、安定した愛着に恵まれた人にとって、命を懸けるまでには必要性をもたないからである。

なぜ漱石は、内定していた東大教授という安定した地位を擲《なげう》って、当時は弱小新聞だった東京朝日新聞の記者となって不安定な新聞小説家という道を選んだのか。

なぜ谷崎潤一郎は、東大を中退し、海のものとも山のものとも定かでない作家活動に飛び込んでいったのか。

なぜスティーブ・ジョブズは、大学を中退してドラッグやインド放浪という当てどのない遍歴を繰り返したのか。

なぜバラク・オバマは、コロンビア大学を卒業した後、一流企業に就職する道を選ばず、報われることの少ないソーシャル・オーガナイザーとして活動することにしたのか。

彼らの創造的な人生の原点にあるのは、既成の価値を否定し、そこから自由になろうとしたことである。彼らにそれができたのは、彼らが内部に不安定な空虚を抱え、常識的な行動によっては満たされないものがあったからだ。そして、その源をさかのぼれば、愛着の傷ということに行きつくだろう。それが、彼らを社会的な常識から解放し、新しい価値を手に入れる旅へと駆り立てたのである。

第四章　愛着スタイルを見分ける

愛着スタイルが対人関係から健康まで左右する

その人の愛着スタイルは、対人関係に本質的とも言える影響を及ぼすだけでなく、内面の在り方や、自己コントロールの仕方、ストレスに対する敏感さにも反映される。何を望み、何を恐れ、どのように自分を守り、どのように自分を律しようとするか――意思決定と行動選択の根幹に関わる部分でも、見えない腕となって結果を操っているのである。

それぞれの愛着スタイルは、「作業モデル」と呼ばれる行動のプログラムをもっている。それは、幼いころからこれまでの人生のなかで作り上げられてきた、行動や反応の鋳型であり、判断基準である。

このプログラムは、幼いころの体験ほど強く組み込まれるが、その後の体験によっても、ある程度修正が加えられる。このプログラムの特異な点は、単に心理学的な解釈や行動選択に関わるだけでなく、ストレスに対する耐性のような生理学的な反応までも左右し、健康や寿命にも大きく影響することである。

たとえば、不安定な愛着スタイルをもつことは、高血圧になりやすい遺伝子をもって生まれたのと同じくらい、健康を脅かす要因となり得るのである。その意味でも、愛着スタイル

は、後天的に身についたものでありながら、遺伝子と同じくらい、あるいはそれ以上に、人生を左右しているのである。

愛着障害は、不安定な愛着スタイルを抱えた人の問題であるが、愛着スタイルは、すべての人が関係する問題である。愛着障害というほど不安定な愛着に悩まされていなくても、愛着スタイルに偏りを抱えていることは多いのである。本章では、自分や周囲の人の愛着スタイルを見分けるうえでポイントとなる点をみていきたいが、その前に、巻末の「愛着スタイル診断テスト」をやってみることをお勧めする。

大人の愛着スタイルを診断する

大人の愛着スタイルの判定には、主に二つの方法が行われている。

一つは、第三章で少し触れた成人愛着面接（Adult Attachment Interview）である。これは、その名の通り、面接によって行われる。詳しい内容については、本章の最後に自己診断用のものを用意したので、そこで解説したい。

もう一つは、質問紙による検査で、「親密な対人関係体験尺度」（Experiences in Close Relationship scale: ECR）と呼ばれるものである。

質問紙による検査はいくつも作られてきたが、それらの結果を分析した結果、愛着スタイルは、愛着不安と愛着回避の二つの因子によって、おおむね決定されることがわかってきた。この場合の愛着回避とは、親密な対人関係を避ける傾向であり、愛着不安とは、親密な関係をもっていても、不安になり、もっと完全な親密さや依存できる関係を求めようとする傾向である。

「親密な対人関係体験尺度」では、愛着不安と愛着回避のスコアが、それぞれ高いか低いかによって、四つのカテゴリーに分類される。つまり、いずれも低い場合は「安定型 secure」、愛着不安が強く、愛着回避が弱い場合は「不安型 anxious」、逆に、愛着回避が強く、愛着不安が弱い場合は「回避型 avoidant」、両方とも強い場合は「恐れ・回避型 fearful-avoidant」と判定される。各愛着スタイルの特性は、次の章で詳しく述べたい。

巻末の「愛着スタイル診断テスト」は、この方法をベースにして、愛着回避、愛着不安、愛着安定と関連の高い項目に、どれだけ該当するかによりタイプを判定するが、成人愛着面接で重視する親との関係についても、診断項目に採り入れている。

ストレスが溜まったとき、人を求めますか？

愛着スタイルを見分ける一つの良い指標は、ストレスや不安が高まったとき、人との接触を求めようとするか、逆に求めなくなるかである。

不安やストレスが高まった状況では、通常、安心できる相手に相談したり、慰めてもらったりしたいと望む。それが愛着行動の増加として表れる。しかし、同じ状況でも、その人の愛着スタイルによって、愛着行動がどの程度活発になるかは大きく異なっている。

不安型の人は、愛着行動や誰かの支えを求めようとする行動が過剰に増加する。ずっと誰かにそばにいてもらって、話をしたり体に触れていてもらわないと不安でたまらない。一方、回避型の人の場合、愛着行動の増加はほとんどみられないどころか、むしろ、減ってしまうこともある。それに対して、安定型の人では、ほどよく増加すると言えるだろう。

つらい体験をよく思い出しますか？

子ども時代のネガティブな体験（悲しい、腹立たしい、不安な）を思い出すように言われたとき、思い出すのにかかった時間（潜時《せんじ》）を比べると、回避型の人は、ネガティブな体験の回想に長く時間がかかる傾向がみられた。逆に不安型の人は、ネガティブな体験はすぐに思い出すことができるのに、楽しかった記憶を思い出すように言われると時間がかかった。

安定型の人は、ちょうどその中間の潜時を示した。

つまり、回避型の人は、ネガティブな記憶へのアクセスが抑制されていると言える。逆に不安型の人は、ネガティブな記憶が過剰に活性化され、逆にポジティブな記憶へのアクセスが抑えられている。安定型の人は、どちらの記憶にも同じようにアクセスすることができる。

さらに、不安型の人は、悲しい体験を思い出すように言われると、怒りや不安といった他のネガティブな感情も掻《か》き立てられる傾向がみられた。安定型の人は、そうしたネガティブな感情の波及があまりみられなかった。

しかし、安定型の人でさえも、ネガティブな体験を思い出すと、作業能率に影響したが、回避型の人にはあまり影響しなかった。というのも、回避型の人が思い出す「悲しい」体験は、あまり悲しくない、底の浅い体験だからである。本当に「悲しい」体験を思い出し、語ることには、強い抵抗を示すのである。回避型の人は、ネガティブな体験の想起に対して強力な防衛が働く。

グループセラピーなどの場で、自分の体験を話してもらうと、この違いは顕著である。不安型の人は、母親が自分を見捨てて出て行ったときのことを生々しくカミングアウトしたり、親友が事故で亡くなった体験を涙ながらに語るのに対して、回避型の人は、もっと悲惨な体

験をしているにもかかわらず、飼っていたカメが逃げ出して干からびて死んだ話をしてみんなを笑わせたりする。傷ついた体験に向かい合うのを極力避けようとするのである。

愛する人のために犠牲になれますか？

ある研究では、愛するパートナーが死の危機に瀕《ひん》している状況を思い浮かべてもらって、そのとき、パートナーの命を救うために、あなたは自分の命を危険にさらしますか、と訊《たず》ねた。

その結果、安定型の愛着スタイルの人は、パートナーの命を救うためなら、自分が犠牲になってもいいと答える傾向がみられた。しかし、不安定型の愛着スタイルの人は、他人の命を救うために、自分が犠牲になることを嫌がったり、躊躇《ためら》ったりする気持ちが強くみられたという。

面白いことに、不安定型の人では、自分の価値観や信念のためになら死んでもいいと答えた人が多いにもかかわらず、パートナーのために自分が犠牲になることには拒否的な反応が返ってきがちであった。

つまり、愛する人の死を前にしても、安定型と不安定型は、それぞれのスタイルを維持し

ている。安定型の人は、人との関わりや絆のなかでそれを乗り越えようとするのに対して、不安定型の人は、ある特定の価値観や信念にしがみつくことで、貧弱な自己イメージを払拭《ふっしょく》し、人生の意味を手に入れようとするのである。

愛着スタイルと仕事ぶり

第一章で述べたように、安定型の子どもでは、活発な探索行動がみられやすい。同じように、安定型の大人は、仕事に対して熱心なのだろうか。

実際、行われた研究は、その問いに対して「イエス」と答えている。つまり、安定型の人は、仕事に対して積極的で、仕事上の問題も少なく、また、概して社会的地位が高く、仕事の満足度も高い傾向がみられたのである。また、仕事に対人関係の問題をもち込まない傾向がみられたことも重要だろう。

それに対して、不安定型の人は、仕事においても愛着と関連した行動が多く、そのことに大きな関心とエネルギーが割かれる。仕事上の成功、失敗は、単に仕事の問題ではなく、それによって自分が受けいれられるか、拒否されるかという対人関係の問題にすり替わりやすい。そのため、肝心な仕事自体がおろそかになることも起きる。

また不安型の人は、仕事をうまくやりこなせているかどうかに自信がもてず、性別や学歴の影響が出ないようマッチングという操作をして比較しても、平均よりも給与が低い傾向がみられた。その背景には、実際に仕事ができているかどうかということよりも、自己評価の低さや自信の欠如も影響しているだろう。

一方、回避型の人は、仕事上の問題よりも、同僚との軋轢が多く、孤立を招きやすい。これは、不安型とは逆に、同僚に対して関心が乏しかったり協調性に欠けるためだと考えられる。

不安型の人も回避型の人も、安定型の人に比べて、仕事の満足度が低く、仕事のストレスや燃え尽きも多かった。特に不安定型の愛着を示す若い女性では、二年後に稼働能力を調べると、低い傾向がみられた。

安定型の人が、仕事を順調に行える要因としては、親など家族との関係が良好で、恵まれた支援を受けやすく、それが仕事にもプラスに作用するということが挙げられる。それに対して、不安定型の人は、家族との関係が不安定で、支えられるどころか、足を引っ張られてしまうということが起こりやすく、仕事にも影響すると考えられる。

ただし、親との関係がぎくしゃくし、不安定型を示している場合でも、パートナーとの関係が良好で、安定型の愛着を示すようになることで、仕事に良い影響が期待される。

対人関係か仕事か

愛着スタイルは、その人の主要な関心事を支配することで、行動を左右している。不安型の人の関心は、何をおいても対人関係に向けられる。人から承認や安心を得ることが、このタイプの人にとっては、きわめて重要だからだ。

一方、回避型の人は、対人関係よりも、仕事や勉強や趣味に重きをおく。対人関係の煩わしさを避けるために、仕事や勉強に逃げ場所を求めている面もある。だからといって、回避型の人が仕事に全身全霊で打ち込んでいるというわけではない。世間に向けて自立の体裁《ていさい》を整え、社会的な非難や家族からの要求を回避するために利用している面が強かったりする。仕事や社交、レジャーなどをバランスよくとるのも苦手で、仕事に偏りがちな傾向もみられる。

愛着スタイルと攻撃性

不安定な愛着スタイルが、さまざまなトラブルを招きやすいのは、愛着スタイルが、攻撃性や怒りの処理に関わるからでもある。

子どもの愛着障害の研究で、回避型の子どもは、敵意や攻撃的行動が多いことがよく知られている。若者や大人においても、このことは当てはまる。周囲からも、友好的というより攻撃的な人物と受け止められていることが多い。親に対しても、敵意のある怒りをみせる傾向がある。

不安型（両価型）の子どもでは、母親に対する強い依存とともに、抵抗や攻撃が特徴的に認められる。欲求不満からくる怒りを母親にぶつけるのである。一方、このタイプの子は、就学前から就学期にかけて対人不安や緊張が強く、同年齢の子どもに対する攻撃性はあまりみられない。むしろ、いじめのターゲットとなりやすい。つまり、内弁慶《うちべんけい》で、外ではおとなしいと言える。

こうした傾向は、若者や大人の不安型の人にも認められる。彼らの攻撃性は、親やパートナー、子どもといった身内に向けられる。つまり家庭内暴力の形をとりやすい。

非常に興味深いのは、不安型の人では、パートナーからの支えを必要としている間は怒りが抑圧されるが、支えが必要なくなると、怒りが爆発するということである。夫婦が困難に直面しているときには、何とか我慢できていたのに、状況が落ち着いたと思ったら、妻の方から離婚届を突きつけられるといったことが起きるのも、こうしたダイナミクスが働いているると考えられる。

健康管理に気を配る方ですか?

愛着スタイルは、自らの健康管理にも影響する。

安定型の人は、健康を維持するために、運動をしたり、食事に気を使ったりといったことにも熱心に取り組む傾向がみられる。一方、飲酒や喫煙、薬物乱用といった健康に有害な行為を避けようとする。

不安型の人は、ストレスが多いため健康に問題を抱えやすいにもかかわらず、きちんとした健康管理を行っていない傾向がみられる。また、痛みに弱く、不調や苦痛を感じやすいため、些細なことでも大騒ぎをする。それがこのタイプの人の自分の守り方なのである。

一方、回避型の人は、自分の健康管理に無頓着な傾向がみられる。自分の症状やストレスについてあまり自覚がないので、病気が進んで初めて気がつくということになりがちだ。そのため、さまざまな身体疾患の罹患率が高い傾向がみられ、自覚されないストレスが、知らないうちに身体的な症状となってあらわれやすい。

たとえば、潰瘍性大腸炎という疾患がある。遺伝的マーカーが陽性の患者と陰性の患者を比べると、遺伝的マーカーが陰性であるにもかかわらず、この疾患にかかっている人では、回避型の傾向が強くみられたのである。

不安型と回避型の両方の傾向をもった人では、病院に行くのを億劫《おっくう》がり、治療をちゃんと受けない傾向が指摘されている。

喪の作業の仕方が違う

肉親やパートナーなど愛する人の死に際して、その悲しみを受け止め、乗り越えていくために、人は喪《も》の作業（モーニング・ワーク）を行う。愛着スタイルの違いは、喪の作業においても、違いとなってあらわれる。このことは、すでにボウルビィが指摘していたことでもある。

安定型の人では、肉親やパートナーの死と、あまり困難なく向き合うことができ、生前の思い出についても整然と話をすることができる。喪失感に圧倒されることなく、悲しみやつらさを表現することができるので、故人への愛着を保ちつつ、それを緩やかに薄れさせていくことができる。故人について肯定的に語ると同時に、自分に対しても肯定的に受け止めるので、新しい生活に積極的に進んでいくことができる。うつになったり心が不安定になったりすることなく、喪の作業が順調に進んでいきやすい。

それに対して、不安型の人では、喪の作業が遷延《せんえん》化して長期化しすやすい。故人に過剰に依存し、感情的にも深く関わっていただけに、その悲しみや喪失感はふつうの人よりも大きい。

一方、回避型の人では、喪の作業そのものが欠如する傾向がみられる。涙も流さず、割と平然としていることもある。回避型の人は独立独歩のライフスタイルをとりやすく、肉親やパートナーへの依存や関与が小さく表面的なので、死によって受ける影響も小さいということもある。

しかし、悲しみや喪失感を感じていないのかと言えば、一概にそうは言えない。というのも、回避型の人は、体の変調となって表れることが多いとされるからだ。精神的には向き合うことを避けても、それが体の症状となって出てきやすいのである。悲しみを口にすることのない状態が何年間も続いた後、あるとき突然、それまで押し殺していた悲しみが湧き上がってくるということもある。

配偶者をなくした人を対象に、死の一年二か月後の時点で行われた調査では、回避型の人の場合、故人のことを否定的に語る傾向がみられた。恐らくそうすることによって、故人から距離をとり、価値を貶《おとし》めることで、喪失感をやわらげているのだと考えられる。それとは対照的に、不安型の人は、故人を理想化して回想する傾向がみられた。存命中には、不満や否定的なことを口にすることが多かったのとは対照的である。

もっとも喪の作業が困難で不安定なものになりやすいのは、回避型と不安型の両方の傾向が強い、恐れ・回避型の愛着スタイルの人である。不安や抑うつ、悲嘆反応が強く表れ、また、亡くなるときの光景を思い出して強い不安や解離にとらわれるといった心的外傷様の反応もみられることがある。アルコールに逃避するということも多い。

愛着スタイルは死の恐怖さえも左右する

愛着スタイルは、自らの死に対する姿勢においても、その違いがはっきりみられる。不安型の人は、死の恐怖や不安を抱きやすく、死について考えることも多い。回避型の人は、そういうことがあまりない。死に対する恐怖が小さい傾向がある。

死を恐れる理由についても、大きな違いがみられる。

不安型の人は、死によって社会的な関係が絶たれてしまうがゆえに恐れる傾向がある。たとえば、「私が死んだら、私のことは忘れられてしまう」とか「死んだらあの人にもう会えない」といった具合にである。死を対人関係の延長のなかで位置づけて理解しているのである。

回避型の人が死を恐れる理由として代表的なのは、「死んだらどうなるかわからない」というものである。回避型の人は、自分の人生を自分でコントロールしようとするが、死の不確定性は、そのコントロールを破綻させる。それゆえに厄介だと感じるのである。

安定型の人は、死を肯定的、建設的に乗り越えようとする。死という解決不能な問題自体にかかずらうのではなく、自分の貢献が死後も生き続けることに精を出そうとするのである。具体的には、子どもや次の世代に関心や愛情を注いだり、創造的な活動や社会貢献に努めようとする。

成人愛着面接では、親との関係に焦点を当てる

この章の最後に、愛着スタイルの診断法である成人愛着面接について説明しよう。成人愛着面接の特徴は、親（養育者）というもっとも重要な愛着対象との関係に焦点を当て、それが心のなかで、どのように整理されているかをみる点である。

自己診断用に作成したもので、実際に、読者の方も試してみるとよいだろう。

【成人愛着検査（自己診断用）】

①あなたの親（母親、父親、それ以外の養育者）との関係で思い浮かぶ形容詞を、五つ答えてください。

■母親

「　　　　」「　　　　」「　　　　」

「　　　　」「　　　　」

■父親

「　　　　」「　　　　」「　　　　」

「　　　　」「　　　　」

■（　　　　）

「　　　　」「　　　　」「　　　　」

「　　　　」「　　　　」

②いま、答えた五つの形容詞の一つ一つについて、それを具体的に表す子ども時代の経験を答えてください。（記入欄省略）

③あなたが子どものときに、困ったり、病気になったり、怪我をしたときに、親（養育者）はどんな反応をしましたか。（記入欄省略）

④もし、あなたが、子どものころ、親（養育者）と離ればなれになったり、死別した経験があれば、そのことを、あなたはどんなふうに感じていましたか。（記入欄省略）

⑤もし、あなたが、親（養育者）との関係で、心が傷つくような経験をしたとすると、それはどんなことですか。（記入欄省略）

⑥親（養育者）に対するあなたの気持ちが変化したということはありますか。あるとすれば、どんな変化ですか。（記入欄省略）

⑦親（養育者）に対するあなたの現在の気持ちは、どんなものですか。（記入欄省略）

検査を終えたところで、結果をどのように判定するかについて述べていこう。

この検査の眼目とするところは、被験者が子ども時代に、親（養育者）との関係で、どの程度一貫性のある心理的体験をしたかをみることである。その程度によって、次の三つのタイプのどれにあてはまるかを判定する。

（1）自律型（autonomous）
（2）愛着軽視型（dismissing）
（3）とらわれ型（preoccupied）

自律型は、①で答えたそれぞれの形容詞について、それが表す具体的な体験を豊かに思い出して語ることができる。そして、子ども時代の体験に対して一貫した態度を示し、過去や現在の親や養育者との関係について客観的に振り返ることもできる。ネガティブな体験に対しても、共感や許しの気持ちを示し、親（養育者）に対して肯定的に語る。

愛着軽視型は、自分の子ども時代について、一応ポジティブな見方を示し、親（養育者）との関係についても、ポジティブな形容詞で表現するが、それを具体的に表す経験について問われると、あまり生き生きと思い出すことができない。幼少期の記憶が乏しいというのも、一つの特徴である。また形容詞こそ、ポジティブなものだが、その具体的な中身は、それほどポジティブなものではなく、現実よりも理想化する傾向もみられる。親（養育者）との関係については、大して重要なことではないという態度を示すのも特徴である。

とらわれ型は、子ども時代や親（養育者）との関係について客観的に振り返ることが困難である。今なお恨みや怒りを引きずっており、質問に対しても曖昧《あいまい》な答えしか返さなかったり、感情的になったり、そうした質問をされることで不機嫌になったりする。

以上の三つのタイプに当てはめるのが難しい場合は、（4）分類不能型（cannot classify）とする。分類不能型も、自律型ではないという意味で、判定の意義がある。克服の途上にある場合、タイプの混在が起きて分類不能型を呈することがある。複数の親、養育者に対して、それぞれタイプが異なるという場合もある。

もう一つチェックすべき点は、④と⑤の質問、つまり親（養育者）との離別（死別）や外傷的体験についての質問に対する反応である。この質問に対して、混乱や沈黙、拒否的な反応を示した場合は、（5）未解決型（unresolved）と判定する。未解決型は、これまでの四つのタイプのどれかに重複《ちょうふく》して診断される。

子ども時代の愛着パターンとの関係

子ども時代の愛着パターンとの関係も含めて、もう一度整理しておこう。

自律型の人は、安定型の愛着スタイルに相当し、愛着の問題はおおむね認められない。子ども時代に親や養育者と安定した愛着をもつことができた人が多いが、虐待やネグレクトを受けた場合でも、それを乗り越えた人はこのタイプを示す。自律型の人は、対人関係において、信頼で結ばれたパートナーシップを確立し、維持することができやすい。

一方、愛着軽視型の人は、回避型に相当する。脱愛着の傾向を示し、過去の傷つき体験を記憶から切り離し、蓋《ふた》をすることで、心の安定を保っていると言える。幼いころの記憶が乏しく、ことに悲しい記憶や不安な記憶を思い出すのに時間がかかるのは、そのためである。また、信頼したり尊敬できる存在や、それにまつわる出来事を思い出すことも困難である。

愛着軽視型の人は、親（養育者）に甘えようとして拒絶されたり、かまってもらえなかった子どものころのつらい記憶を抑圧し、「そんなものは自分には必要ない」と思うことで、自分を守ってきた。その結果、人に頼らず、自分の力だけを当てにし、独立独歩型、一匹狼型のライフスタイルをとりやすい。親密な関係を避けたり、人を信頼しなかったり、権力や業績や金の力といったものを信奉したりすることで、自分の価値を守ろうとするのである。

とらわれ型は、不安型に相当し、また子どもの抵抗／両価型に対応する。とらわれ型の人は、親（養育者）との傷ついた関係が、今も生々しく心を捉えており、親を求める気持ちと、憎んだり拒否したりする気持ちとが葛藤している状態にあると考えられる。傷を受け止め、乗り越えるということが、まだできていない。その結果、親以外の対人関係においてもアンビバレントな感情にとらわれたり、過剰に傷ついたりして、不安定になりやすい。

幼いころの混乱型は、その後の対応次第で、どの愛着スタイルにも分化し得るが、とらわれ型になることが多い。また、虐待や対象喪失などによる心の傷が深いと未解決型の愛着スタイルも合併しやすい。両者が合併したケースは、大部分、境界性パーソナリティ障害や、その状態になりやすい傾向を抱えている。愛する人との別離といった愛着不安が強まる状況で、再び混乱を呈しやすい。

第五章　愛着スタイルと対人関係、仕事、愛情

この章では、前章でみた各愛着スタイルの特性を、対人関係、仕事、愛情面などにおいて、もう少し詳しくみていこう。

1．安定型愛着スタイル

安定型の特徴

安定型愛着スタイル（以下、安定型）の第一の特徴は、対人関係における絆の安定性である。安定型の人は、自分が愛着し信頼している人が、自分をいつまでも愛し続けてくれることを、当然のように確信している。愛情を失ってしまうとか、嫌われてしまうなどと、思い悩むことがない。自分が困ったときや助けを求めているときには、それに必ず応えてくれると信じている。だから、気軽に相談したり、助けを求めたりすることができる。

また安定型のもう一つの特徴は、その率直さと前向きな姿勢である。人の反応を肯定的に捉え、自分を否定しているとか、蔑《さげす》んでいるなどと誤解することがない。そもそも人がどういう反応をするかということに、あまり左右されることがない。自分が相手の要求を拒否したり、主張を否定したりすると、相手が傷つき、自分のことを嫌うのではないかと心配したりはしない。自分の気持ちを偽ってまで相手に合わせるよりも、自分の考えをオープンにさらけ出した方が、相手に対して誠実であり、お互いの理解につながると考える。

自分の意見や気持ちを口にすることとイコール、相手を否定することではないからだ。相手を信頼し、尊重しているからこそ、本音で話すのだと考える。互いに意見を述べて、論じあうときも、がむしゃらに議論に勝とうとしたり、感情的に対立したりするのではなく、相手への敬意や配慮を忘れない。相手の主張によって自分が脅かされたとは受け取らないので、客観的なスタンスを保ちやすいのである。

愛する人との別れに際しても、悲しい気持ちを抱きながらも、その気持ちに圧倒され、心が不安定になったり、生きていく勇気を失ったりすることはない。自分のなかに、大切な存在は生き続けていると感じ、それまでの愛情に応えようと、前向きに生きていこうとする。

仕事と対人関係のバランスが良いことも、大きな特徴であり、共に楽しみながら取り組むということが自然にできる。そのため、ストレスを溜めこみにくい。

2. 回避型愛着スタイル

【回避型の特性と対人関係】

親密さよりも距離を求める

回避型愛着スタイル（以下、回避型）の人は、距離をおいた対人関係を好む。親しい関係や情緒的な共有を心地よいとは感じず、むしろ重荷に感じやすい。だから、親密さを回避しようとし、心理的にも物理的にも、距離をおこうとする。

回避型のコア・ウィッシュは、縛られないことである。人に依存もしなければ、人から依存されることもなく、自立自存の状態を最良とみなす。そして、他人に迷惑をかけないことが大事だと、自己責任を重視する。

自分の属する組織や集団とも、気持ちを共有することは少なく、仲間に対して、一緒にいてもあまり意味がないとか、時間の無駄であるといった、ネガティブな見方をする傾向がある。積極的に関与することよりも、自分に余計な責任がかからないようにする。

回避型のもう一つの大きな特徴は、葛藤を避けようとすることである。そのため、人とぶつかり合ったりする状況が苦手で、そうした状況に陥るくらいなら、自分から身を引くことで事態の収拾を図ろうとする。人への積極的な関与を好まないのも、ある意味、葛藤を避けようとするためでもある。

その一方で、葛藤を抱えられないことは、正反対の一面を生む。ストレスが加えられると短絡的に反応し、攻撃的な言動に出てしまいやすいのだ。相手の痛みに無頓着なところもあるので、自分が相手を傷つけていることに気づかなかったりする。冷静そうに見えて、切れると暴発してしまうのである。

何に対しても醒めている

回避型の人は、何に対してもどこか醒めているところがある。本気で熱くなるということが少ない。情動的な強い感情を抑えるのが得意で、それにとらわれることもない。クールでドライな印象を与えることも多いが、そうすることで傷つくことから自分を守っているとも言える。

また、不安型愛着スタイルの人とは対照的に、回避型の人は、愛する人との別れに際してもクールである。機能的MRIを用いた近年の実験でも、回避型の人が別れの場面を想起した際に、情動に関係する脳の領域の反応が抑えられていることが報告されている。

この抑圧が、防衛的なメカニズムによって起きていることが、他の実験から推測されている。ただし、回避型愛着の人でも、強い負荷《ふか》をかけられた状況では、抑圧されたはずの思考が、課題遂行に影響することが認められている。

愛する伴侶と死別した人のインタビューを被験者に聞いてもらい、その内容をどれくらい記憶しているかを調べた実験がある。その結果、回避型の人は、聞いた直後からあまり記憶していないことがわかった。これは、早く忘れるというよりも、頭に入ってくる段階で、シャットアウトしてしまっていると考えられる。

このことは、たとえば感情がかき立てられるような写真を、被験者に一瞬だけ見せて、それがどういう場面の写真か理解できるまで、見せる時間を次第に長くしていくという実験によっても裏付けられている。回避型の人では、理解できるまでに長い時間を要したのである。この傾向は、感情を惹起《じゃっき》するような写真についてだけ認められ、自然の景色や無生物的な物体や中立的な表情では認められなかった。

つまり、回避型の人は、感情的な反応の認知において鈍感な傾向がみられたのである。別の実験によると、回避型の人は表情の読み取りが不正確であるという結果も出ている。

自己表現が苦手で、表情と感情が乖離する

回避型の人は、自己開示を避ける結果として、自己表現力が育ちにくいという事態を招きやすい。また、コミュニケーションの機会自体が減ってしまうため、会話において微妙なニュアンスを正確に理解したりすることも苦手で、意味を取り損なってしまいやすい。ことに、親しみを求められたり、愛情を確かめられたりするようなサインに無頓着で、気づかないということも多い。そのため、周囲から鈍感だと思われてしまうこともある。

多くの実験で、回避型の人は表情や感情表現が乏しいということが分かっている。ことに喜びや関心の表情が乏しい。それに対して、不安型の人は、ネガティブな感情を表す表情や表現が過剰になりがちである。

また、表情が感情と食い違っていたりするのも、回避型の人の特徴である。

ある実験で、被験者に短い映画を見せて、そのときの表情をビデオで記録し、後で本人にどんな気持ちだったかを答えてもらった。安定型の人は、悲しみや怒りの表情を浮かべていたときには、それぞれ悲しみや怒りを感じていたことを答え、表情と感情が一致した。しかし、回避型の人は、悲しみの表情を浮かべていたのに「怒っていた」と答えたり、その逆だ

ったりと、表情と感情が一致しないことが多かった。

その一方で、回避型の人は、仕事や趣味などの領域で自己主張をする傾向が強い。そうした領域はその人にとって聖域であり、誰からも侵されることを好まない。情緒的な自己表現が乏しい面を、その部分で補うかのように熱意を傾けることも多い。

隠棲願望とひきこもり

回避型の人は、面倒くさがり屋でもある。やらなければならないとわかっていても、厄介なことは後回しにし、お尻に火がつくまで放っておくということも多い。

川端康成は大学を卒業するのに苦労した。東京帝大を卒業したのは、かれこれ二十五歳になろうとしているときであるから、三年ばかり遅れたことになる。川端自身、ほんとうに卒業できるのかと危ぶんだこともあった。最後には、何人かの教授に事前運動までして、やっと手にした卒業証書だった。

回避型の人にはありがちなことだが、川端も、面倒なことを後回しにしてしまうところがあったのかもしれない。その根底には、世の雑事が疎《うと》ましい、俗世の喧騒《けんそう》を避け、静謐《せいひつ》のなかで無為に過ごしたいという憧れがある。実際、世捨て人同然に隠棲《いんせい》したり、ひきこもってしまう人もいる。

大学をようやく卒業した年、川端は横光利一《よこみつりいち》らと『文芸時代』という同人誌を立ち上げ、新感覚派と呼ばれる新しい文学運動の中心的な人物として活躍し始める。だが、文壇での活発な活動とは裏腹に、私生活では、東京よりも、伊豆湯ヶ島の温泉旅館に長逗留《ながとうりゅう》し、山中に隠棲することを好んだ。川端が、湯ヶ島で一年の多くを過ごしたのは、二五歳から二八歳という、ふつうならばもっとも元気のいいころである。

筆者は川端が逗留していた湯ヶ島の湯本館の部屋を訪れたことがある。現在でも滝音が聞こえ、山間《やまあい》のひっそりとした風情がそのまま残っているようなところで、当時ならば、東京から来ると、いかにも伊豆の山のなかにこもっているという風であっただろう。少なくとも、血気盛んな二十代後半の若者が、一年の大半を過ごすには、隔絶され過ぎた場所に思える。

川端の繊細すぎる神経が、人里離れた静けさと、都会との距離を必要としていたのだろう。この時期、川端は、大して読書をしたわけでも、大作をものしたわけでもない。目立った作品と言えば、二三歳のときに書いた『湯ヶ島での思い出』から一部を分離し、『伊豆の踊子』として完成させ、刊行したくらいのものである。彼にとっては、湯ヶ島が、安全な避難場所であり、そして、ここで、妻となる女性とも生活を始めるのである。この隠棲の時期があって、三十代の活発な活動へとつながっていったように思える。

漱石などもそうであるが、若い時期、都会の喧騒や煩わしい対人関係から身を避けて過ごすことが、その後の開花に必要なのかもしれない。さながら、それは蝶になる前の蛹《さなぎ》のような時代と言えるだろう。

種田山頭火の場合

回避型の典型的な人物に、俳人の種田山頭火《さんとうか》がいる。「漂泊の俳人」として知られる山頭火、本名種田正一は山口県の豪農の家に長男として生まれた。山頭火の人生に拭いがたい影を落とすことになったのは、母親の自殺という悲しい出来事であった。

正一が小学校三年だった三月のある日曜日のこと。納屋で近所の子どもたちと遊んでいると、「わあっ」と叫び声がして、井戸の方に人が集まっていった。子どもが近寄ろうとすると、「猫が落ちたのじゃ、子どもはあっちへ行け」と追い払われたが、正一は引き上げられたものを見てしまったという。それは変わり果てた母親の姿だった。恐ろしい死に顔に、そばにいた祖母の膝に思わず掻《か》き付いたという。母親は家の庭にあった井戸に身を投げたのだ。

母親は正一の二人目の弟を身ごもっているときに、肺結核にかかった。何とか無事に出産したものの、その後病状が一段と進み、離れの長屋で寝たきりの生活をしていた。夫の女遊びや、二番目の息子を親戚へ養子にやる話が影響したという話もある。母親は忍耐強い人だったが、それだけに、何もできない自分の身の上を悲観してしまったのだろう。

理由が何であれ、母親を無残な形で奪われた子どもにとっては、大差はない。山頭火自身、はるか後に「私が自叙伝を書くならば、その冒頭の語句として、―私一家の不幸は母の自殺から初まる、―と書かねばならない」と日記に記した。しかし、その自叙伝が書かれることはなかった。彼が母親の自殺について触れることは、ほとんどなかったのである。それほど心に深い傷跡を残したのであろう。

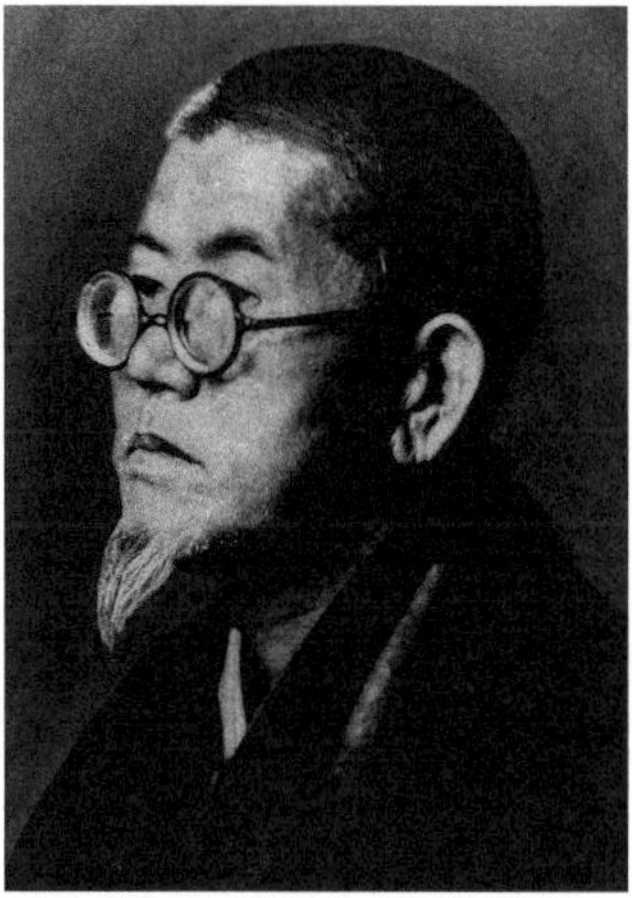
種田山頭火（写真提供：毎日新聞社／アフロ）

母親の死後、代わって、正一の世話をかいがいしく焼いてくれたのは、祖母であった。

心の傷を引きずっていたのか、小学校の

ころは欠席も多く、成績もぱっとしなかったが、周陽学舎（現在の防府高校）に進んだころから首席に躍り出るものの、もう一つ踏ん張りが利かず、山口中学（現在の山口高校）では、並み居る秀才のなかにうずもれた。

山頭火は、帝大への進学を諦め、東京専門学校（現在の早稲田大学）に進む。そして学業よりも文学に自分の生きる場所を見出していく。大学を中退したのも、父親が株で大損したこともあったが、そこまで学業に未練がなくなっていたのかもしれない。

山口の実家に戻った山頭火は新たに始めた酒造りに取り組むようになるが、彼がいっそう熱中するようになるのは、句作や文芸雑誌の編集である。結婚を勧められても、「わしは禅坊主になるんじゃ」と逃げていた。押し切られる形で見合い結婚をしたものの、夫らしく振る舞ったのは最初の一週間で、その後は、俳句と酒にかまけて妻子を振り返ることもなかった。家業も怠っていたわけではないが、商売を仕切っていたのは妻の方だった。

だが、それも破綻する。仕込んだ酒が腐ってしまったのだ。

家産は借金のカタになくなり、熊本へと落ち延びた。古本屋を始めるが立ち行かず、額絵《がくえ》の行商に歩いた。しかし、まったく商才もなく、再起をかけて上京するが、肉体労働しか仕事がないというありさまで、実生活での無能ぶりをさらけ出すばかりであった。その間、金銭的な援助をしてきた妻の実家も、ついに愛想をつかし、山頭火は離婚をさせられてしまう。

その離婚について後日譚《たん》を、別れた妻が語っている。

「熊本へ来て四年ばかり経ったとき、山頭火は東京から兄の書いた離婚届を郵便で送ってきました。見ると印を捺しちょるでしょ。そうすると山頭火も兄と同じ考えだなと思って、私は印を捺して実家の里に返しました。あとで山頭火が戻ってきたときにきいてみました。やっぱり縁を切る気だったんですかと。なあに兄さんがやかましく捺せというてくるんで、わしは捺しちょいたが、お前さえ捺さねば、届けにならぬからのんだ、というではありませんか。」（『種田山頭火』村上護）

他人と衝突を嫌う無抵抗ぶりも、回避型の特徴と言えるが、妻子を失うことを、あっさり受けいれてしまう根底には、人との絆というものに対する深い諦めの念があるように思う。一人になった山頭火は、もはや俗世に彼をつなぎ止めるものもなくなったように、世捨てと旅の人生へと向かっていくのである。

ある。

【回避型の恋愛、愛情】

愛とは、こだわらずに忘れ去るもの

回避型愛着スタイルの特性が、顕著に表れるのは、恋愛や家族との愛情が試される場面である。

回避型の人の恋愛には、どろどろしたものを嫌う、淡白なところがあり、相手との絆を何としても守ろうとする意志や力に乏しい。

天涯孤独の身となった川端康成は、伯父の家に引き取られるとともに、祖父と暮らした家は売り払われ、やがて中学校の寄宿舎に入ることになる。そうした体験は、彼を何事にも執着の薄い、恬淡《てんたん》とした性格にした。

川端は言う。「愛の道は忘却といふ一筋しかあり得ぬ」と。「愛が忘却である」という、この言葉ほど、通常の愛情に恵まれた人にとって奇妙で、逆転したものはないだろう。愛とは執着であり、何よりも特別な記憶であるはずだからだ。

しかし、回避型の人にとっては、川端が言うように、愛とは、こだわらずに忘れ去ることなのである。それは、幼い子どもが、別離と対象喪失の苦しみの末、それを感じないですむよう、自分を変えてしまった心の有り様なのであろう。

パートナーの痛みに無頓着

回避型の人を恋人やパートナーにもつ場合、相手はしばしば戸惑う。それは、自分が困っているときや苦痛を感じているときにも、平然としているばかりで、真剣に気づかってくれたり、痛みを一緒に感じてくれる様子が、あまりみられないからである。それまで、穏やかで優しい人だと思っていたので、意外の感にとらわれることも多い。こちらの勘違いで、何か他のことに気をとられていたのだろうと、好意的に解釈しようとするが、二、三度そうしたことが重なると、その疑念を否定することもできなくなる。

相手にとっては少しショッキングなことであるが、回避型の人にとって、たとえ愛するパートナーが苦しんでいても、そのことを自分の痛みのように共感することは難しいのである。心の構造が違っているため、さらに言えば、脳の働き方自体が違っているため、安定型の人が、パートナーの苦痛を思いやるようにはできないのである。あくまで他人事として、客観的にしか受け止められない。共感的な脳の領域の発達が抑えられていると考えられる。

回避型のある青年は、誰かと別れたとき、悲しいと思ったことは一度もないと話した。卒業式のときに、みんながどうして泣いているのかが、まったくわからなかったという。

相手にも自分の痛みを分かち合ってほしいと願う人が、回避型の人と付き合えば、もどかしく、物足りない思いを味わうことになるだろう。

ただ、そうした回避型の特性も、場合によっては、有利に働くこともある。感情に判断を狂わされることが少ないので、客観的に物事を見極めたり、対処したりすることができる。特に、冷静な判断力が求められるような専門職で、こうした特性は向いている。実際、回避型の人は、職業的な能力においては、一流の技術のもち主であるということも多いのだ。

助けを求められることが怒りを生む

ロールズらは交際中のカップルを対象に、次のような実験を行った。

まず、成人愛着面接で、各人の愛着スタイルをあらかじめ検査しておく。そして、女性の方だけが、少し苦痛を伴う実験の被験者になってもらうことを告げる。それから五分間、そのことを聞かされたカップルがどういう反応を示すかをビデオで記録する。その後、予定していた実験は中止になったと告げる。

結果はというと、回避型の人の方が、男女とも強い怒りをみせた。回避型の男性は、女性の不安が強く、男性の助けを得ようとすればするほど強い怒りを示した。一方、回避型の女性は、不安が強いほど、また、男性の支えが得られない場合や男性の怒りが強いほど強い怒りを示した。

回避型の男性の場合、パートナーが困って自分の支えを必要としているとき、助けを与えるよりも、むしろ怒りを感じてしまう。それが結果的に、パートナーの怒りを強めるという悪循環を生みやすい。

男女を問わず、回避型のパートナーをもつことは、いざというときに助けになってくれないどころか、むしろ怒りの反応に遭遇することになるのを覚悟しなければならない。回避型の人にとって、頼られることは面倒事であり、面倒事をもち込まれることは怒りを生むということなのである。

3．不安型愛着スタイル

【不安型の特性と対人関係】

なぜ、あの人は、気ばかりつかうのか

始終周囲に気をつかっている人がいる。プライベートはもちろん、仕事の場でも、相手の顔色を見ながら機嫌をうかがったり、馬鹿丁寧にあいさつばかりする。そのとき、少しでも相手の反応が悪かったりすると、嫌われているのではないかと不安になって、肝心の仕事どころではなくなってしまう。この過剰な気づかいこそが、愛着不安の表れなのだ。そして、気づかいばかりが空回りするのが、不安型愛着スタイル（以下、不安型）の人の特徴でもある。

不安型の人は、相手の表情に対して敏感で、読み取る速度は速いものの、不正確であることが多い。ことに、怒りの表情と誤解してしまうことが多々ある。

そうなってしまうのも、不安型の人にとって一番の関心事は、「人に受けいれられるかどうか」「人に嫌われていないかどうか」ということにあるからだ。

不安型の人は、自分が相手に送るメッセージに、相手が大きな関心をはらっていると思い込みがちである。「相手によく思われたい」という自分の努力に対して、相手も同じくらい気を留めてくれていると期待するのである。しかし実際には、周りの人は、本人が気にするほど相手のことを気にしておらず、送られてきたメッセージにさえ気づかないことが多いのだ。

拒絶や見捨てられることを恐れる

不安型の人は、「愛されたい」「受けいれられたい」「認めてもらいたい」という気持ちが非常に強い。対人関係で何が一番大事かと問われると、愛情や思いやりの大切さを強調する。

そのため、拒絶されたり、見捨てられることに対して、極めて敏感である。少しでも、相手が拒否や否定の素振《そぶ》りをみせたりすると、激しい不安にとらわれ、それに対して過剰反応をしてしまいやすい。拒絶されるかもしれないという考えが頭に忍び込むと、その不安をなかなか消し去ることができない。そのため、何度も相手に確認しようとすることもある。相手の顔色をうかがい、それに合わせて行動するということにもなりがちだ。

その結果として、不安型の人では、相手に逆らえないということが、しばしばみられる。明らかに不当なことを要求したり、自分のことを都合よく利用しようとしている相手に対してさえも、それをはっきり拒むということが難しい。

太宰治も愛着不安の強さから、相手に迎合してしまう傾向を抱えていた。

「また自分は、肉親たちに何か言われて、口応《くちごた》えした事はいちども有りませんでした。そのわずかなおこごとは、自分には霹靂《へきれき》の如く感ぜられ、狂うみたいになり、口応えどころか、（中略）自分にはその真理を行う力が無いのだから、もはや人間と一緒に住めないのではないかしら、と思い込んでしまうのでした。だから自分には、言い争いも自己弁解も出来ないのでした」(『人間失格』)

だが、愛着不安は、従属的なタイプの人ばかりでなく、支配的なタイプの人でもみられる。その場合、愛着不安は、相手が自分を欺《あざむ》こうとしているのではないか、裏切ろうとしているのではないかという猜疑心に姿を変える。

不安型の人は、他者というものを、自分を傷つけたり、非難したり、うっとうしく思う存在としてみなす傾向がある。また自分自身についても、取り柄《え》のない、愛されない存在と思いがちである。そのため身近な人に依存し、その人から自分が必要とされていることを保証してもらうことで、どうにか自分の気持ちと折り合いをつけようとしている。

すぐ恋愛モードになりやすい

対人関係は、その目的によって、大きく二つに分かれると考えられている。

一つは、愛着関係であり、愛着対象に接近し関わりをもつことで、愛情や安心を手に入れようとするものである。

もう一つは、連携関係であり、愛着とは無関係に、作業や課題をこなすために、一緒に協力したり、協議したり、プレイしたりする関係である。

愛着関係は、情緒的なつながりであるが、連携関係は、利益や目的で結びついた、便宜的で合理的なつながりである。愛着関係は持続性をもち、状況が変わってもそう簡単に解消されることはないが、連携関係は状況次第で、すぐに解消される。

社会生活において、対人関係をうまくやりこなすということは、まさに、この愛着関係と連携関係のバランスをうまくとるということでもある。

個人の愛着スタイルは、このバランスに微妙な影響を与える。安定した愛着の人は、時と場合に応じて、愛着関係を強めたり、連携関係に徹したりすることができるが、愛着の不安定な人は、そこの使い分けができず、どちらかに偏りがちになってしまう。

ことに不安型の人は、利害に基づく連携に過ぎない関係を、愛着関係と錯覚してしまうことが起きやすい。仕事上の関係が、すぐに恋愛関係に発展してしまったりするのも、不安型の人に多い。不安型の人では、相手から愛され賞賛されたいという願望だけでなく、相手を理想化したり、相手と合体したいという無意識の願望が認められるという。法外な値段の商品を売りつけようとしているセールスマンに良く思われようと、気前よく契約書にサインしたり、自分を利用している人物を特別な存在と思い込み、一生懸命尽くそうとしたりするのも、愛着不安に発する行動である。

べったりとした依存関係を好む

不安型の人は、距離が保たれている限り、とても優しく、サービス精神があり、接していて心地良い。不安型の人の脆《もろ》さや厄介な面が、明確に表れるのは、親密な関係になったときである。急激にもたれかかってきて、相手のすべてを独占したいという傾向が顕著になるのである。

親密になればなるほど、急速に自分と他者の境界が曖昧になり、相手を自分の一部のように思い込んでしまう。「見捨てられる」という不安が強いため、自分が愛されていることを確かめようとする過剰確認行動も認められやすい。また猜疑心や嫉妬心が強く、相手の行動を縛ったり、監視したりするということも起きる。やむを得ない事情で相手が自分をかまってくれないことさえも腹立たしく思い、裏切られたと感じて怒りをぶつけたりする。そのため相手は次第に重荷に感じるようになる。通常は、二十四時間いつでも相手をしてもらえるような恋人やパートナーが、愛着対象と同時に依存対象となって、不安型の人を支えることとなる。

ネガティブな感情や言葉が飛び火しやすい

不安型の人は、不満や苦痛といったネガティブなことを、つい口にしてしまう傾向がみられる。言いだすとどんどんエスカレートして、そこまで思っていないことまで言ってしまうこともある。ネガティブな感情が燃え広がりやすいのである。

相手に見捨てられることを恐れる一方で、激しい言葉や、相手のプライドをズタズタにするような言葉を、わざわざ投げかけてしまうのである。その背後には、相手が自分のことをおろそかにしているという被害感がある。しかし、それは、相手からすれば妥当性を欠き、献身的に関わってくれている相手は、まったく思ってもみない言い草に当惑することになる。その結果、支えになってくれていた相手が、離れていってしまうこともある。

また、否定的な感情にとらわれやすく、些細なことをいつまでも引きずりやすい性向は、怒りをじくじくと長引かせやすい。見捨てられることへの恐怖や認められたいという欲求が強力であるだけに、それをないがしろにされたことに対する怒りは、そう簡単には収まらない。パートナーや恋人の浮気や裏切りを、ねちねちと何年も責め続ける人は、こうした典型だが、仕事などにおいても、自分を拒否した人に対して、否定的な評価を下すようになることは、しばしばみられる。

また不安型のもう一つの特徴は、怒りや敵意の矛先が他者だけでなく、自分自身にも向けられやすいという点だ。自分を批判したり責めたりして自己嫌悪に陥り、その結果、うつにもなりやすい。不安型の人の怒りには、相手に向かう部分と自分に向かう部分の両面が入り混じりやすいのだ。

パートナーに手厳しく、相手の愛情が足りないと思う

とくに不安型の女性の場合、不満やストレスを、パートナーに対して強くぶつける傾向がみられる。それは、不安型の人が、パートナーに対して不満を強く感じたり、パートナーは自分に何もしてくれていないという思いを抱きやすいことと関係しているだろう。

このことは、不安型の女性が、産後うつ病になりやすいことにもつながっている。不安型の女性は、パートナーのサポートが不十分だと感じることで、余計ストレスを感じやすいのである。パートナーの男性にしてみれば、不安型の女性に強い不満をぶつけられて、助けてあげようとする気持ちを余計に失ってしまう、という悪循環にも陥りやすい。

不安型の人は、愛着対象に対する期待がとても大きい。子どものころ、愛着対象から、条

件付きの不安定な愛情しか与えられなかったことで、愛情に対する飢餓感が強いのだ。そのため、本当はパートナーに愛され、支えられている場合でも、それを不十分なものと感じてしまう。こうした受け止め方は、言葉や態度の端々に表れることになる。

不安型の人の、パートナーに対するネガティブな評価は、パートナーのモチベーションを低下させてしまう。実際、相手の愛情やサポートに対するネガティブな評価は、相手の愛情やサポートを減らしてしまう。「思いやりも、支えも少ない」と思って不満を抱いていると、本当に、相手の思いやりも支えも少なくなってしまうということが起きる。

両価的な矛盾を抱えている

不安型は、子どもでは両価型と呼ばれるように、両価的な傾向を抱えやすい。ここでいう両価的とは、求める気持ちと拒絶する気持ちの両方が併存している状態のことである。

不安型の人は、幼いころから養育者に、過保護に甘やかされる一方で、親の意に沿わないと、強く拒否されるといった、極端さのなかで育っていることが多い。そのため、甘えたい、愛情を求めたいと願う一方で、またいつ手痛い仕打ちが待っているかもしれないという気持ちも抱いている。愛情が無条件のものではなく、状況が変われば見捨てられるという思いを消せないのである。

大学生を対象にした研究によると、不安型の人では、親や恋人に対して、肯定的な態度と否定的な態度が強く併存しており、両価的な傾向が強かった。

不安型の人では、期待や賞賛に対しても、うれしい反面、もし相手の期待を裏切ったらと考えて、むしろプレッシャーになってしまう。ある実験では、魅力的な異性が、自分にあからさまな関心を示している場合と、示していない場合で、課題に取り組ませたときのパフォーマンスの違いを調べた。その結果、安定型の人は、関心を示された方がパフォーマンスが高まったにもかかわらず、不安型の人は、逆にパフォーマンスが低下する傾向がみられた。安定型の人は、自分に向けられた関心が自信や意欲を高めることにつながるが、不安型の人は、逆に両価的な葛藤を引き起こし、集中力に悪影響を与えてしまうと考察されている。

恋愛をすると俄然《がぜん》頑張れる人と、逆に駄目になってしまう人がいるが、不安型の人の場合、後者の状態が起こりやすい。

【不安型の恋愛、愛情】
不安型の人がセックスに燃えるとき

不安型の人にとって、自分が愛されているかどうかということは、非常に大きなウエイトを占める。その重要性は、回避型の人には想像できないほどである。回避型の人は、愛情をそれほど必要とは感じないし、ましてそれを口に出して表現することは、芝居でもさせられるような、馬鹿げたことに思えてしまうからだ。

不安型の人は、パートナーが自分をどう評価してくれているかによって、自分自身に対する評価も左右されてしまう。愛されていると感じると、自分は価値のある存在だと思えるが、愛されていないと感じたとたんに、自分が無価値になったように感じやすい。パートナーから素っ気なくされたり、否定的なことを言われたりすると、急に自信がなくなり、落ち込んでしまうということも起きやすい。

それは、自分に対する評価だけでなく、パートナーに対する評価にも跳《は》ね返ってくる。不安型の人は、自分を大切にしてくれていると感じる存在に対して、同じだけの愛情を返そうとする。しかし、それが与えられないとなると、もはやパートナーはその存在自体が無意味になってしまうのである。

そうした心理状態は、セックスにも反映する。デイビスらの研究によると、不安型の人がセックスに対して積極的になるのは、それが、パートナーの愛情や献身のバロメーターとして感じられたときである。逆にセックスに乗り気がしなくなるのは、パートナーの機嫌を損じたり、拒絶に遭ったりしないために、パートナーの要求に渋々応じていると感じたときであった。

4．恐れ・回避型愛着スタイル

愛着回避と愛着不安がいずれも強い愛着スタイルは、恐れ・回避型（fearful-avoidant）と呼ばれる。対人関係を避けて、ひきこもろうとする人間嫌いの面と、人の反応に敏感で、見捨てられ不安が強い面の両方を抱えているため、対人関係はより錯綜し、不安定なものになりやすい。

一人でいることは不安で、人と仲良くしたいと思うが、親密になることで強いストレスを感じたり傷ついてしまうという矛盾を抱えている。それは、人を信じたいが信じられないというジレンマでもある。

それゆえ、恐れ・回避型には、疑り深く、被害的認知に陥りやすいという傾向がある。自分をさらけ出すのが苦手で、うまく自己開示できないが、その一方で、人に頼りたい気持ちも強い。不安型の人のように器用に甘えられない。さりとて、回避型の人のように超然とばかりもしていられない。人間嫌いなのに、人と関わり、相手を信じようとするばかりに、そこで傷つくことも多くなる。しかも、親しい関係になって、相手を求めたい気持ちが強くなるほど、うまくいかなくなる。相手の些細な行動も、自分をないがしろにしているように受け取ってしまい、信じられなくなってしまうからだ。

恐れ・回避型の傷つきやすさや不安定さは、養育者との関係において深く傷ついた体験に由来していることが多い。まだ愛着の傷を引きずり続けている未解決型の人も多い。いまも傷口が閉じないまま、クレバスのように裂け目を露出させている状態であり、不安定な構造が表面にまで口を開いているわけだ。そのため、些細なきっかけで不安定な状態がぶり返し、混乱型の状態にスリップバックを起こしやすいと言える。

混乱型は、先述のように、虐待された子どもに典型的にみられるもので、愛着対象との関係が非常に不安定で、予測がつかない状況におかれたことで、一定の対処戦略を確立することができないでいるものである。年齢とともに、対処戦略を確立して、一定の愛着スタイルをもつようになるのだが、別離体験や孤立的状況などにより、愛着不安が高まったり、愛着の傷が再び活性化すると、混乱型の状態に戻ってしまうことがある。境界性パーソナリティ障害は、愛着という観点で言えば、混乱型に逆戻りした状態だと言える。混乱に呑み込まれると、情緒的に不安定になるだけでなく、一過性の精神病状態を呈することもある。

漱石の苦悩の正体

漱石の精神疾患をめぐっては、これまでも諸説あったが、愛着障害と考えると、漱石を苦しめた症状を過不足なく説明できるだろう。ベースは回避型であろうが、愛着不安も強いところがあり、恐れ・回避型と言うこともできるだろう。

漱石は、自分のことを表現するのが、とても不器用だった。それゆえ、文学作品という体裁をとって、間接的に自分の傷ついた心を表そうとしたとも言える。漱石の作品は、いかに自分の正体を見破られないように隠蔽《いんぺい》しつつ、かつ自分を表現するかという二つの相反する要求の微妙なバランスの上に成り立っていた。

漱石がようやく自分の愛着の傷に正面から向き合うのは、晩年の作品『道草』においてである。その前に書かれた随筆『硝子戸の中』でも、自分の幼時を回想したエピソードが出てくるが、江藤淳も指摘の通り、曖昧模糊《もこ》として距離があり、他人事のように淡々と語られるのである。これは、回避型の特徴でもあるが、過去の記憶を隠蔽してきたことの結果でもあった。

その一方で漱石は、自分の評価や周囲の反応というものに非常に敏感だった。少しでも自分をないがしろにされたと思うと、激しい怒りを抑えることができなかった。些細なことで妻や子どもを怒鳴りつけたり、下女《げじょ》を辞めさせたり、次々と勤め口を変わったりしたのである。

晩年の漱石は、東京朝日新聞の社内でも孤立し、居場所を失いつつあったが、責任を全《まっと》うし、生活を維持していくため、作品を書き続けるしかなかった。しかし、職業作家という立場は漱石を追いつめ、被害妄想や幻聴といった一過性精神病症状と胃潰瘍が何度もぶり返した末、命を奪われることにもなったのである。

漱石は厭人《えんじん》癖を抱える一方で、仕事抜きの交友や手紙のやり取りを好み、膨大な書簡を残している。人から頼まれると、無理をして講演や旅行に出ることも多かったが、たいていその後で、吐血《とけつ》をして病床《びょうしょう》に伏《ふ》すということを繰り返した。

漱石に色恋沙汰《いろこいざた》といえるエピソードがあまりないのは、基本的に回避型のゆえだろうが、一つ例外的なエピソードがある。

漱石が晩年に京都にプライベートで旅をしたとき、文学芸妓《げいこ》として知られていた、祇園の磯田多佳《たか》という女性を紹介された。漱石は、十歳ほど年下のこの女性がすっかり気に入ったらしく、翌日北野天満宮に一緒に出かけるという約束をした。

ところが、多佳はそれをすっぽかしてしまった。漱石にとっては、それがよほどショックだったらしく、その後、胃痛で臥《ふ》せってしまい、皮肉なことに、多佳のところに二泊もせざるを得なくなったうえに、妻が迎えにやってくるという最悪の首尾となった。

漱石は、その後も多佳と手紙のやり取りをするたびに、天満宮のデートをすっぽかされたことについて、「うそつき」と言い、恨み節を書かずにいられなかった。そんなことを言えば嫌われるとわかっていても、自分の受けた傷の方に心を奪われるのが、このタイプの特徴でもある。

第六章　愛着障害の克服

1. なぜ従来型の治療は効果がないのか

難しいケースほど、心理療法や認知行動療法が効かない理由

多くの精神科の治療家や心理療法家が、痛いほど経験してきたことであるが、難しいケースほど、カウンセリングや通常の認知行動療法では、なかなか効果が得られにくい。得られにくいどころか、逆に悪化したり、治療者と患者の関係がこじれたり、決裂してしまうということも珍しくない。

しかし、そこに愛着という観点を導入すれば状況はもう少しみえやすくなる。安定型の愛着スタイルなら、通常の精神療法が効果を発揮するが、愛着の障害が深刻であるほど、カウンセリングや通常の認知行動療法が機能しないということである。

パーソナリティ障害や、状態が複雑化した発達障害の治療が難しいのは、これらの患者が、愛着障害を抱えているからに他ならない。

うつや不安障害といった身近に多いケースであっても、回復に手間どる場合には、しばしば愛着の問題がひそんでいる。

残念ながら、通常行われている治療の多くは、比較的安定した愛着のケースに通用するもので、愛着障害の改善にとっては効果がないどころか、悪化させる要素を含んでいるのである。

愛着障害や不安定型愛着に対する治療というのは、今のところ未発達の分野である。治療者も、それらをどう扱えばよいのかということについて、ごく一部の例外を除いて、認識も経験も乏しいのが現状である。

愛着障害というと、精神科医も心理療法家も、ひどい虐待を受けた子どものケースを連想するのがふつうである。多くの人が根底に抱えている不安定型愛着の問題にどういうアプローチをとるべきか、ということについては、問題意識すらもっていないことが多い。驚くべきことだが、この部分に大きな死角が生じていることが、ずっと見過ごされてきたのである。

精神分析が愛着障害を悪化させるのは

境界性パーソナリティ障害など重いレベルの精神疾患の場合、精神分析療法が逆に症状を悪化させてしまう危険があるということは、精神医学の歴史における一つの苦い教訓であった。その理由の一つとして、境界性パーソナリティ障害では、自我機能が脆弱《ぜいじやく》で、客観的に自分を振り返る力が弱いため、枠組みがしっかり構造化されていないと、ますます混乱してしまうということが言われてきた。

では、認知（行動）療法のような枠組みのしっかりした治療なら、境界性パーソナリティ障害に効果的なのだろうか。たしかに、ある段階にまで改善したうえで行うと、目覚ましい効果が得られる場合もある。しかし、通常の段取りで認知（行動）療法を行っても、なかなかうまくいかないことが多い。ドロップアウトするか、行きづまるかのどちらかになってしまうのが現実だ。構造化により、自我機能の脆弱さを補うだけでは十分ではないのである。

カウンセリングでも、こうした要素が存在することは、以前から知られていた。同じ方法で治療していても、ある人では効果が出るのに、別の人では惨憺《さんたん》たる結果になってしまう。これは、患者だけでなく、治療者についても言えることであり、両者の関係がかかわっているとも考えられてきた。こうした要素は、非特定因子と呼ばれ、未《いま》だに特定されていないのだが、それに対する一つの答えが、愛着スタイルや愛着の安定性であるように思える。そして、この非特定因子は、単なる残余ではなく、治療法本体に劣らないくらい重要な部分を構成しているように思える。

実際、通常の精神療法や治療ではなかなかうまくいかない状態には、愛着障害がひそんでいることが多い。逆に言うと、どういった治療法をとるにしろ、難しいケースが改善するという場合には、愛着障害の部分に、うまく手当てが施されているのである。そのことは、治療者自身にあまり意識されていない場合もある。治療法の中心というよりも、外縁的で補助的な部分と考えられている場合もあるが、実は、そこが一番大事なのである。

補助的と思われている部分が、本当は中心で、中心と思われている部分は、補助的な働きをしているのに過ぎないということがある。愛着障害があるケースでは、まさにそうした事態が起きているように思える。もっと正確に言えば、愛着障害の部分に手当てがされ、その部分が改善することで、他の部分も変化を受けいれる準備が整い、働きかけが有効になるのである。そこに手当てがされない状況で、変化を起こそうと働きかけをしても、ただ跳ね返されるだけで終わってしまう。

そのことを印象的に表現した言葉がある。

俳優のマーロン・ブランドの母親はアルコール依存症で、そのため彼はあまり母親からかまってもらえずに育った。彼が演技に目覚めたのは、彼が物真似をしたりして面白いことを演じるときだけ、そんな母親も彼を見て笑ってくれるという幼い日の経験からだった。

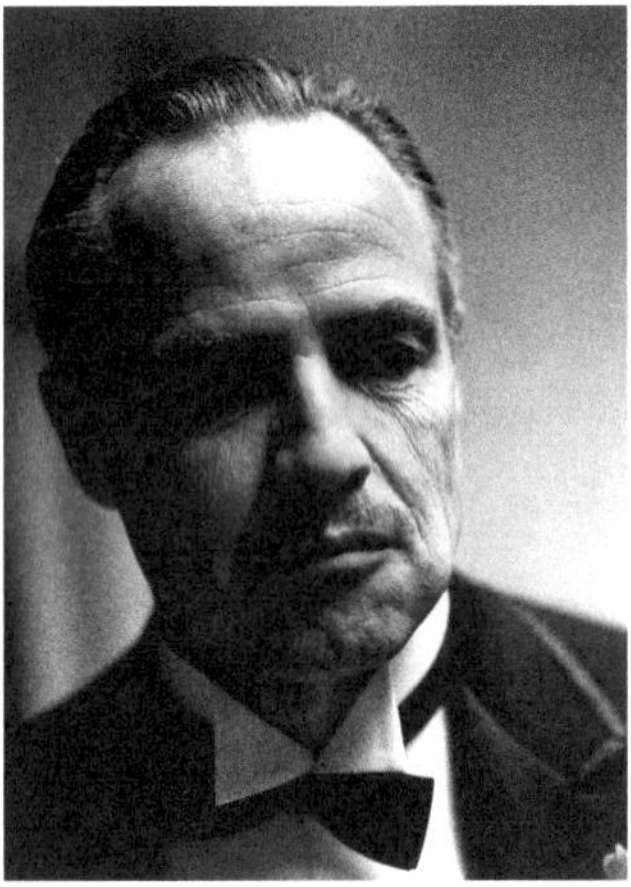
マーロン・ブランド（写真提供：アフロ）

ブランドは、青年になると、心に巣食う空虚感に悩まされるようになる。それは、後に彼が俳優として大成功し、多くの女性にちやほやされるようになってからも、まったく良くならなかった。

あるとき彼は、自分の憂鬱の発作が、母親と会った後で強まることに気づいた。彼はその答えを得ようと、精神分析の治療を数年にわたって受けるが、徒労に終わった。彼はそのときの分析医について感想をこう述べている。「しかし返ってきたのは氷のように冷たい態度だけだった。この男には、およそ温かみというものがなかった。診療所の備品さえも寒々とし、足を踏み入れるたびに身震いしたくらいだ。彼は特定の心理学派のルールに従っていただけかもしれない。だが彼は人間の洞察力に欠けていて、私には何の助けにもならなかった」（マーロン・ブランド、ロバート・リンゼン『母が教えてくれた歌―マーロン・ブランド自伝』内藤誠・雨海弘美訳）と。

精神分析は、患者が語る言葉をひたすら聞き、それに対して、共感ではなく解釈を与えることによって、洞察《どうさつ》を生み出すという治療である。転移、つまり治療者への愛着を利用し、患者に心を開くことを求めながら、患者がそうすると、それを温かく抱擁するのではなく、分析という刃で冷たく切り刻むことで応えるのだ。不安定な愛着しかもたない者が、そんなことをされたら、ひどく愚弄《ぐろう》されたように感じ、不安定になるのは当然なことだ。

しかし、分析医にとっては、患者に同情したり、優しくすることが仕事ではない。フロイトの症例分析を読めば分かるように、その治療は知的なプロセスであり、ほとんど暴力的なまでの分析を患者に突きつけ、患者の心の奥底に隠れている醜い欲望の正体を暴き出し、それに向き合わせることで、回復をもたらそうという、いわば〝知的ショック療法〟なのである。

もちろん、そうした方法に疑問を感じ、例えばコフートのように、共感というものを重視するだけでなく、治療者が親代わりとなって積極的に甘えを受け止めることの重要性に気づいた人もいたが、認知的操作を重んじる精神医学の伝統とも、効率的管理主義が強まる医療の流れとも相容れず、そうした考えは、それ以上の発展をみることなく居場所を失ってきた。

ところが、そうした知的な操作をいくら行ったところで、愛着障害は少しも改善しない。どころか、患者は治療者の「冷たさ」にイライラし、怒りだすか失望する。

癒やしを求めているのは、患者のなかにある愛着障害であり、その本質的な障害にとって、知的分析も認知的な操作も空疎なだけであり、肝心の問題をないがしろにされたとしか感じられないのである。

しかし、心理的治療では、確率は低いとはいえ、成功するチャンスもあったが、薬物療法に至っては、薬物依存という代償を払いながら、安定剤や睡眠薬という避難場所を提供するのが精いっぱいだった。それでも、何の安全基地ももたない人にとっては、絶望や死から守ってくれる最後の砦だったのであるが。

このように、通常の精神医学の方法では、根本にある障害を改善することは期待し難いのである。残念ながら、今も行われ続けている精神医療の大部分は、愛着や愛着障害が、種々の精神疾患の成因や回復において、どれほど大きな役割を果たしているかということについて、十分な認識や対処の術をもたないのが現状なのである。

これは悲しむべき事態だと言えるだろう。心を扱うはずの精神医学が、心を支える土台とも言うべき愛着を扱うことを軽視し、回避してきたのである。そこをないがしろにして、生物学的側面や認知的側面ばかりを問題にしても、根本的な修復どころか、とっかかりの部分で躓いてしまうのである。

その人の感情や行動を統《す》べている認知的プログラムを修正するにしても、愛着障害のケースでは、そこにアクセスすることが容易でない。プログラムを修正するためには、まず通過しなければならない関門がある。その関門を開ける鍵となっているのが愛着であり、安定した愛着が成立しない限り、プログラムの修正も起きないのである。

なぜ、彼らは回復を生じさせたのか？

優れた臨床家というのは、精神分析であれ、認知（行動）療法であれ、他の心理療法であれ、この関門を開け、それを維持する何かをもっている。それは、こうした治療の方法自体とは別の何かである。治療の本体とされる部分ではなく、もっと前段階で無意識的に行われる、原初的なプロセスである。

実はこの部分にこそ、治療がうまくいくかどうかの秘密が隠されている。いくら精神分析や認知（行動）療法を型通りに学んだところで、この秘密が手に入るとは限らない。専門家でなくても、人を癒やし回復させていく能力をもっている人は、その秘密を体得している。それは、彼らが成長するなかで、あるいは、人を回復させる試みのなかで、いつのまにか身につけたものである。それこそが、愛着の傷を癒やすのである。

たとえば、その一例をあげよう。「アイデンティティ」の概念で名高い、先述のエリクソンが行った「奇跡」についてである。

エリクソンは、一九三三年に、ナチスの脅威から逃れるため、妻と二人の幼い子どもを連れて、ウィーンからアメリカにやってきた。その間、彼はデンマークに落ち着く先を見つけようとしたのだが、デンマーク政府は、永住許可を与えてくれなかった。ボストンにやってきたとき、すでに三十代になっていたエリクソンは、幼いころはデンマークで、物心ついてからはドイツで育ったため、英語がまったくわからず、単語を百個くらい知っているだけだったという。

言葉もわからない土地で、一家を養うために彼にできることは、児童分析の経験と資格を活かして働くことだった。ところがアメリカでは、精神分析は、訓練を受けた医師にのみ認めようという動きがあり、ギムナジウムを卒業しかね、大学さえ出ていないエリクソンにとっては、はなはだ先行きが不透明な情勢だった。それでも彼は、小さな借家の一室を面接室にして治療を始める。

外国からやってきて、その国の言葉も満足にしゃべれない人間が、深刻な心の問題を抱えた人の治療を行おうというのだ。その試みに、どれほどの成算があっただろう。ところが、奇跡が起きたのだ。それまで、名高い精神分析医が長年治療を行っても、ちっともよくならなかった患者が、顕著な改善を見せたのだ。それも一人ではない。誰もが見捨てていたような患者が――恐らくそうしたケースしか彼のところには回ってこなかったのだろうが――すっかり改善してしまったのだ。

その一人は、マーサ・テイラーという女性で、深刻な自己不全感に苦しんでいた。今日でいえば、境界性パーソナリティ障害や依存性パーソナリティ障害を抱えた状態だったと思われる。この女性は、パリまで赴いて、オットー・ランクという著名な精神分析医の治療を受けたこともあったが、あまり改善しなかった。ウィーンで訓練を受けたアンナ・フロイトの弟子がアメリカにいるというので、エリクソンのところにやってきたのである。

だが、マーサがまず驚いたのは、みすぼらしい診察室の構えもさることながら、エリクソン先生のまったく格式ばらない態度だった。パリにあったオットー・ランクのゴージャスで瀟洒《しょうしゃ》な診察室から比べれば、あばら家の一室のような場所で、しかも、隣の部屋からは、しょっちゅう子どもの泣き声がしていた。おまけに、エリクソン先生は、分析をしばしば中断して、子どもの面倒を見に行くというありさまだった。

分析の方法も、正式な寝椅子をもちいた方法ではなく、ごくふつうの会話であった。診察の後には、マーサを家族に紹介したり、いっしょに食事をしたりもした。通常のやり方からすれば、すべてタブーとされることばかりであった。

しかも、エリクソンの語学力は、まだかなり初歩的な段階だったらしく、マーサが噛《か》み砕いた言葉で話しても、エリクソンは、もっとわかりやすい説明を求めるということがしばしばだった。アメリカにやってきて一年目であることを考えれば、エリクソンがマーサの言葉をどれだけ理解できていたのかは、はなはだ疑問である。治療という名目で、エリクソンは、患者から英会話のレッスンを受けていたと言ってもいいくらいだろう。

ところが、驚くべきことに、マーサは、自己不全感が薄らぎ、前向きな自信が湧いてくるのを感じるようになった。やがて、すっかり良くなってしまったのだ。

これは何を意味しているだろうか。マーサが抱えていた困難の根底には、愛着障害に由来するアイデンティティの危機があったと考えられる。エリクソンの関わり方は、まさにそうしたタイプの障害の改善に極めて有効だったということではないだろうか。

有効に働いたのは、言葉巧みな働きかけでないことは間違いない。交わした会話の内容さえ、それほど重要ではないかもしれない。むしろ、エリクソンが彼女に与えた、無防備とも言える親密さ、あけすけさが、マーサが抱えていた愛着不安をやわらげ、リラックスして自分の問題を語り、それを受けいれることを容易にしたのではないだろうか。そのために、エリクソンという存在のアウトサイダー性や子どものような無邪気さが、彼女を解放するのに役立ったように思える。

ある意味、エリクソンという存在自体が、彼女には驚きであった。学歴も、財産も、社会的地位も、祖国さえもたない人間が、異国の地で明るく頑張ろうとしているということが、彼女を縛っていた不安や固定観念から自由にし、自分の足で歩いていく勇気を授けたようにも思える。

だが、エリクソンがただのみじめな移民だったら、マーサに回復をもたらすことはなかっただろう。エリクソンは、語学力に大きな困難があってさえも、マーサが直面している困難を、直感的に感じ取ることができたに違いない。なぜ、それが可能だったかと言えば、彼も同じ問題で悩みつづけ、それを克服してきたからだ。彼を苦しめたアイデンティティの問題の根底には、母親や名前も知らない父親、そして義父との不安定な愛着の問題があった。エリクソンのこれまでの人生は、愛着障害を克服するための道のりであったとも言える。

奇跡が起きたのは、マーサだけではなかった。どの治療者やケースワーカーからもさじを投げられていた男の子の、今日流に言えば発達障害の状態が、実は、養育環境の問題によることを見ぬいて、改善につなげたのである。その問題とは、母親が次々と家に男を連れ込んで、子どもの見えるところで関係しているということだった。

マーサが有力な医師の妹であったということもあり、エリクソンの評判はたちまちボストン中に広まった。彼は医師でなかったにもかかわらず、精神分析を続けることができるようになり、その後の成功にもつながったのである。

愛着障害を乗り越えた存在のもつ力

通常の対人関係においては、安定型の愛着スタイルの人どうしがパートナーになった方が、物事はうまく運びやすい。逆に、不安定型の愛着スタイルの人どうしが関わりあうと、些細なことから大きなトラブルになり、状況が混迷しやすい。不安定型の人どうしよりも、どちらか一方が安定型である方が、関係の安定性は格段に上がることが多い。

大学生のカップルを対象にした研究によると、安定型と不安定型のカップルは、安定型どうしのカップルの場合と遜色なくうまくいっていたのである。それに対して、不安定型どうしの組み合わせでは、揉《も》めることが多く、うまくいっていない傾向がみられた。

安定型の人は、不安定型の人を安定させる働きがあるのである。

『風と共に去りぬ』を書いたマーガレット・ミッチェルは、不安定型愛着を抱えた女性だった。

魅力的だが、同じように不安定型愛着の男性と結婚したが、たちまちけんか別れに終わった。その苦い失敗の後、再婚した相手は、以前からマーガレットのことを愛していた新聞記者のジョン・ミッチェルだった。ジョンは父親を早く亡くし、苦学して新聞記者になった人物だが、母親の愛情を一身に受けて育ったため、不安定なところはみじんもなく、誠実で実直な安定型の愛着スタイルのもち主だった。気まぐれなマーガレットに振り回されることもあったが、ジョンは彼女に常に変わらぬ愛情を注ぎ続けた。

そんなジョンと結ばれたことで、マーガレットは次第に安定していった。ジョンの助力があったからこそ、大長編小説『風と共に去りぬ』を書き上げ、大成功

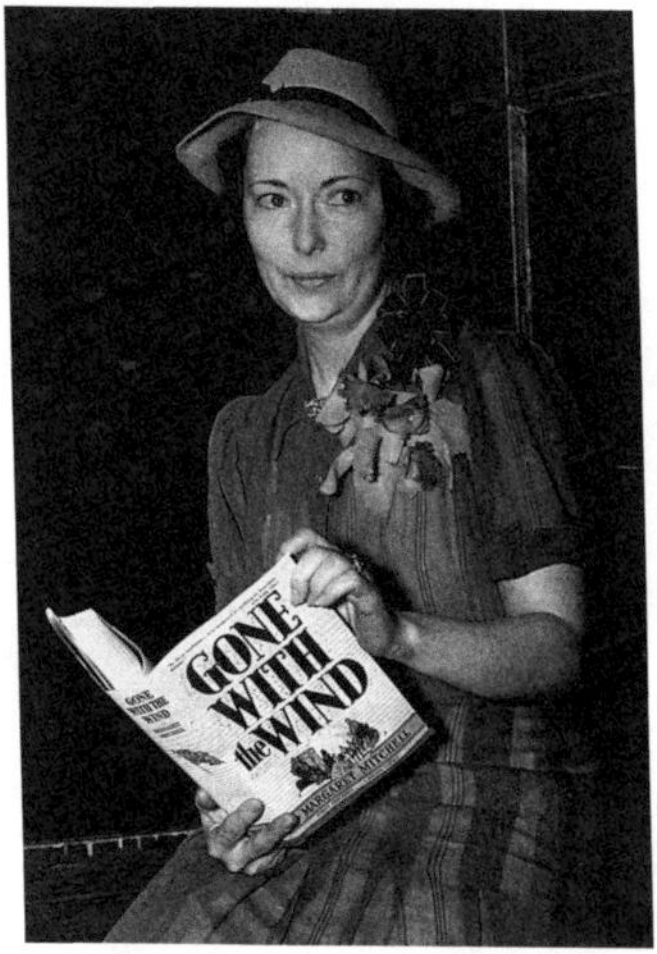
マーガレット・ミッチェル（写真提供：アフロ）

を得ることもできたのである。しかし、マーガレットは、成功しても、昔と違って派手さや目立つことを好まなくなり、むしろ家庭生活を大事にしたのである。

ジョンも父親を喪うという体験をしているので、愛着の問題にまったくの無縁とは言い切れない。だが、自分自身、愛着の傷を克服した経験が、マーガレットの愛着不安を受け止め、適切な支えを与えることにつながったのではないだろうか。

エリクソンの行った治療が有効に機能したのも、その点が重要だったように思える。エリクソン自身が愛着障害を抱え、それを克服しようとして、苦悩しながら模索してきたことが、同じような困難を抱える者の支援に役立ったのである。

実際、不安定型の人を支えようと頑張るのは、しばしば同じ不安定型の人であることが多い。その気持ちや苦しさがわかるからだ。

しかし、どちらもが不安定すぎると、支える方も巻き込まれて、共倒れということになりかねない。結局、相手をうまく支え、回復へとつながっていくためには、支える方が、不安定型愛着をある程度克服していることが必要なのである。

偉大な指導者に、愛着障害を克服した人が多いのも、そこから来ているのだろう。愛着障害という根源的な苦悩を乗り越えた存在は、人を癒やし、救う不思議な力をもっているのかもしれない。エリクソンの場合もそうだが、必ずしも、「克服した」という完了形である必要はない。克服の途上にあるがゆえに、いっそう救う力をもつということもあるのではないか。もっといえば、その人自身、自らの愛着の傷を癒やすためにも、人を癒やすことが必要なのだ。その過程を通じて、癒やす側も癒やされる側も、愛着障害に打ち克っていけるのだ。なぜなら愛着障害とは、人が人をいたわり、世話をし、愛情をかけることにおける躓きだからだ。

2. いかに克服していくか

（1）安全基地となる存在

愛着の原点は、親との関係で育まれる。愛着障害は、そのプロセスで躓いている。それを修復するには、親との関係を改善していくことが、もっとも望ましい。

親のなかには、子どもに問題が表面化したのを機に、自分から子どもへの関わり方を変えようと努力する人がいる。そうして、子どもの方も親の方も大きく成長し、関係が良い方向に変化することで、他の問題も落ち着いていくというケースも少なくない。

しかし、その一方で、親の方も不安定な愛着の問題を抱えていることも多く、自分の問題としては受けいれようとせず、頑なに子どもの非にこだわり続け、子どもに対する否定的な態度を改めようとしない親もいる。そうした場合には、子どもは良い方向に変わろうとするたびに、再び傷つけられ、回復を邪魔されるということになりがちだ。

親が良い方向に変わってくれる場合でも、最初の段階では、子どもの問題とみなし、親の方が子どもに傷つけられたと思っていることが多い。ましてや、変わろうとしない親の場合は、なおさらである。

こうした状況により、親の協力が得られないということもしばしばであるし、得られたとしても、そのためには、何が起きているのかを説明し、ボタンの掛け違いを気づかせる第三者が必要になる。

結局のところ、愛着障害を克服していく場合、こうした第三者の関わりが不可欠と言ってもいいだろう。その第三者が、親が果たしてくれなかった役割を、一時的に、場合によると数年単位という長いスパンで、肩代わりすることが必要なのである。そうすることで、子どもは愛着を築き直す体験をし、不安定型愛着を安定型愛着に変えていくのである。

その場合にもっとも重要なことは、その第三者が安全基地として機能しているということである。つまり、親の代わりをするとは、すべての面倒を見るということではなく、安全基地となるということなのである。

安全基地とは、いざというとき頼ることができ、守ってもらえる居場所であり、そこを安心の拠り所、心の支えとすることのできる存在である。そして、外の世界を探索するためのベースキャンプでもある。トラブルや危険が生じたときには、逃げ帰ってきて、助けを求めることができるが、いつもそこに縛られる必要はない。良い安全基地であるためには、本人自身の主体性が尊重され、彼らの必要や求めに応えるというスタンスが基本なのである。

気持ちがまだ不安定で、心細さを感じるうちは、安全基地に頻繁に頼り、その助けを必要とするが、気持ちが安定し、安心と自信を回復するにつれて、その回数も減り、次第に自力で行動することが増えていく。さらにもっと時間が経てば、心のなかで安全基地のことを思い描くだけで十分になり、実際にそこに頼ることもなくなっていくかもしれない。それこそが、究極の安全基地なのだ。

「安全基地がもてない障害」ともいえる愛着障害を克服するためには、良い安全基地となってくれる存在が、是非とも必要なのである。

安全基地を求めてさまよい続けたルソー

愛着障害のなかでも、脱抑制性愛着障害や、程度は軽いが、不安型愛着スタイルの人は、一人で自分を支えることができず、これはと思う人には誰かれなく接近し、甘えようとする。若き日のルソーには、明らかにそうした傾向があった。自分を愛してくれそうだ、助けてくれそうだという人のにおいをかぎ取る特別な才能があって、それを感じ取ると、自分の寂しい身の上を打ち明け、相手の気持ちをすっかり引き寄せてしまうのだ。

放浪の旅に出たルソーが落ち着いた先は、ヴァラン夫人という貴婦人のもとであった。ルソーよりも一回りも年上のこの貴族の夫人は、不幸な結婚生活から逃れて一人で暮らしていた。

ヴァラン夫人は、ルソーの身の上話を聞くと、この若者にすっかり同情する。というのも、彼女も、幼いころに母親を喪うという体験をしていたのだ。

紆《う》余《よ》曲折《きょくせつ》はあったものの、ルソーは彼女の愛人に収まる。ルソーにとって、ヴァラン夫人は、母親代わりでもあり、実際、夫人のことを「ママン（お母さん）」と呼んだ。ヴァラン夫人が、ルソーにとっての安全基地となり、彼が抱えていた愛着の傷を癒やすとともに、ルソーはそこで教養を身につけ、社会的な体験を積んで、一人前の男に育っていくのである。

だが、七年後、二人の関係は終わりを迎える。ルソーが療養に出かけている間に、ヴァラン夫人に新しい愛人ができていたのである。母なきルソーは、母同然に思っていた女性を、もう一度うしなうのである。しかし、それでも、その七年間は、ルソーにとってかけがえのない時間となった。

幸運にも、安定した愛情のもち主に出会い、その人から、変わらぬ関心と支えを受け続けることができた人では、次第に愛着の傷が修復される。愛着障害を癒やすうえでの最大のポイントは、安定した愛着により、変わらない愛情を注ぎ続けられるということなのである。

ただしルソーの場合は、幸運な要素と不幸な要素が入り混じっていた。彼は庇護者となってくれる存在に巡り合い、彼らの助力を得ることができるのだが、不幸なことにそうした関係は、ことごとく破れていった。その原因は、愛情に対するルソーの期待値が高すぎたためである。ヴァラン夫人のような愛人だけでなく、親友たちからも次第にうっとうしがられ、そのことで、ルソーは傷つき、次第に猜疑心と対人不信にとらわれるようになったのだ。強すぎる愛着不安が、人を信じることを邪魔してしまったのである。晩年に近づくほど、ルソーは親友からも孤立した。彼を支持していた人々とも、次第にぎくしゃくし始め、政治的な迫害とも相まって、すっかり孤独に陥っていくのである。

しかし、たった一人例外があった。それは、妻のテレーズである。テレーズはルソーの下宿で給仕をしていた女性で、字を読むことができず無学であったが、ルソーに対して常に忠実であった。テレーズがいつもそばにいてくれたことによって、ルソーはどんな逆境のときも絶望せず、最後まで創造的な人生を全うできたと言えるだろう。テレーズはルソーにとって、最後の安全基地だったのである。

愛着不安が強すぎるゆえに、親しい人が自分のもとを離れていくというのは、愛着障害の人がたどりやすい悪いパターンでもある。そうならないためにも、強すぎる愛着不安をコントロールする術を学んでいかねばならない。逆に、支える側の人も、そのことを理解して、愛着不安を和らげるような接し方を心がける必要がある。

良い安全基地とは？

では、良い安全基地となるためには、何が大事なのだろう。その条件は五つある。

一つは、安全感を保証するということである。これがもっとも重要なのは言うまでもない。愛着の問題を抱える人にとって、一緒にいても傷つけられることがないというのが、最優先されるべき安全基地の条件なのだ。

二つ目は、感受性である。共感性と言ってもいいだろう。愛着の問題を抱える人が何を感じ、何を求めているのかを察し、それに共感することである。感受性が乏しいと、相手の気持ちがわからないばかりか、無神経なことを口にして逆に相手を傷つけたり、頓珍漢《とんちんかん》な対応ばかりしてしまい、有難迷惑な状況を招いてしまうことにもなりかねない。

三つ目は、応答性である。相手が求めているときに、応じてあげることである。それは、いざというときに「相談できる」「守ってもらえる」という安心感につながる。

相手が求めていないことや、求めていないときに余計なことをするのも、応答性から外れている。相手の主体性と同時に、責任を侵害しないことも大事だ。相手がするべきことまで、肩代わりすることは極力避けねばならない。安全基地は「怠け者の楽園」ではないのだ。ただ、相手が傷つき、弱っているときに、一時的に甘えを許すということはあっていいだろう。

感受性も応答性も、基本は受け身である。主役は本人であり、支える側ではないのだ。自分の方がすぐに主役になってしまうような人は、良い安全基地にはなりにくい。もちろん、本人が心のなかで求めていることを言いだせないというときに、それを察して、さりげなく手を差し伸べるということは必要である。

四番目は、安定性である。相手の求めに応じたり応じなかったりと、その場の気分や都合で対応が変わるのではなく、できるだけ一貫した対応をとることである。

そして最後は、何でも話せることである。相手が隠し事をしたり、遠慮したりせずに、心に抱えていることをさらけだすことができることである。最後の条件は、それまでの四つの条件がクリアされて初めて達成できると言えるかもしれない。つまり、「何でも話せる」という状態が維持されているかどうかが、良い安全基地となっているかどうかの目安だとも言える。

何でも話せる人をもつことが、心身の健康を守るためにも、愛着障害の克服にも必要なのである。家族、友人、恋人、パートナー、教師、宗教指導者、カウンセラーなどの専門家など誰でもいい。傷つけられたり、説教されたり、秘密をもらされたりする心配なく、何でも話せる人をもつことが、それを媒介として、変化を生み出す第一歩なのである。

手近に安全基地となる存在をまったくもたないという人もいるだろう。そうした人にとって、本やネットの世界が、仮の安全基地となっているということも多い。自分を表現し、それに対して応答してもらえるブログやチャットは、安全基地となる要素を備えている。ただ、そこで傷つけられるという危険も抱えている。

自分のことを何でも話せる人との出会いというものが、愛着障害の克服において、極めて重要になる。そういう人が安全基地として機能しているならば、語ること自体から、大きな癒やしが生じるだけでなく、後でも見ていくように、語ることによって、それまで断片的にバラバラだったものが、統合され、傷や歪みが修復されていくプロセスが始まるのである。

しかし、相手が十分安全基地となっていなかったり、愛着の傷が深い場合、自分のことを打ち明けることは、相手に対する不安や疑念をかき立て、逆に不安定になったり、再び殻を閉じてしまうことにつながりかねない。

愛着不安の強い人は、一度に何もかも話さずにはいられないような衝動に駆られ、性急な告白をしてしまいがちである。しかし、それは自分の恥部だけを相手に見せるようなもので、相手を面食らわせ、対等な関係を築くのを妨げてしまう。

逆に回避型の人は、自分を開示することに慎重になり過ぎ、すっかりお膳立《ぜんだ》てが整っているのに、足を踏み出せないということになりやすい。そんな態度から、相手のことなど求めていないと解釈され、すれ違いに終わってしまうことも起きる。しかし、気長に寄り添い続けることで、回避型の人も、いつのまにか、安全基地として受けいれているということも多い。安全基地となり続けるように努めることが、何よりも大事なのである。

（2）愛着の傷を修復する

未解決の傷を癒やす

愛着障害の人の多くが、未解決の愛着の傷を抱えている。回避型のように心を凍りつかせることでそれに向き合うことを避けているにしろ、不安型のように見捨てられる不安が日々の生活を脅かしているにしろ、統制型のように周囲の存在をコントロールすることで愛着不安に対処しているにしろ、本当の意味で安定した、バランスのよい愛着スタイルを手に入れるためには、未解決の傷を修復する必要がある。

愛着の傷にはさまざまなものがある。幼いころに親に捨てられたこと、親と死別したこと、親と離ればなれに暮らさなければならなかったこと、親から放っておかれたり虐待されたこと、親の離婚やけんかを目《ま》の当たりにしたこと、親が自暴自棄《じぼうじき》なふるまいをしたり自殺を図ろうとしたこと、再婚などにより親の愛情が他の存在に奪われたこと、親が自分よりも他のきょうだいばかりを可愛がったこと、親からいつも否定されたこと、親の都合や期待ばかり押しつけられたことなどである。

愛着の傷を修復する過程は、それをただ自覚して認知的な修正を施せばいいという単純なものではない。いきなり認知的な修正を行おうとしても、強いブロックがかかっているか、激しい抵抗が起きるかして、簡単に跳ね除《の》けられてしまうことになりやすい。また、いくら本人が前向きに認知的な修正に取り組んでも、それだけでは愛着の傷は癒やされない。

認知的な修正よりも、もっと大事なプロセスがある。そのプロセスとは、言ってみれば、幼いころに不足していたものを取り戻すことである。

幼いころの不足を取り戻す

愛着障害の修復過程は、ある意味、赤ん坊のころからやり直すことである。

私たちはよく「子どものころからやり直したい」とか「幼稚園からやり直してこい」などと口にするが、そこには、深い真実が含まれている。実際に、愛着障害を抱えた人が回復していく過程において、幼いころの状態や問題を順次再現しながら、児童期、思春期、青年期の段階と、成長を遂げていくのを見せつけられ、驚かされることがある。

愛着障害を抱えた人が良くなっていく過程で、「母親と布団を並べて寝たい」とか「抱っこしてほしい」と言い出すことがある。それは、幼いころの心理状態が再現され、そのとき得られなかった愛情を今与えてもらうことで、傷を癒やそうとしているのである。

傷が回復するためには、まずこの状態が出現することが前提である。いってみれば、硬い殻で覆われていた心の傷も、殻の部分が柔らかくなることで、修復を可能にする状態が生まれるのである。

せっかく、そうした状態になっているのに、本人を突き放すようなことを口にしたり、「何を馬鹿なことを言っているの」と拒絶したりしてしまえば、再び殻は閉じてしまい、恨みつらみを募らせていくばかりである。心が柔らかくなったときこそ、幼い子どものように優しく抱きしめてあげ、失われた時間を少しでも取り戻してあげることが重要なのだ。

幼い子どもに戻ったように、駄々《だだ》をこねたり、わがままを言ったり、親を困らせたりする時期にしっかり付き合うことで、次第に安定を回復するということにつながるのである。

それは傍《はた》からみれば、すっかり後退したように思えるときもあるだろう。何が起きているのか、意味のわからない人には、ただの「悪化」と映るかもしれない。しかし、その意味を知る人には、ちゃんと、それが回復の第一歩だということがわかるのである。この時期に徹底的に付き合うことが重要である。

しかし、現実には、さまざまな事情やこれまでの経緯から、親が子どもにすべての愛情と関心を注ぎ込んで、とことん付き合うというのは難しい。そうなると、愛着の傷を癒やすどころか、逆にふたたび傷つけてしまうということにもなりかねない。愛着の傷は、体の傷以上に、癒えるのに時間がかかるからである。

ましてや、子どもが大人になると、親と別々に住んでいたり、親の体力的、経済的理由などで、こうした修復行為自体が不可能になってくる。その場合、親に代わって修復に当たってくれる人が必要になる。恋人やパートナーがもっともふさわしいのであるが、人によっては、治療者や教師、宗教者、先輩や仲間といったさまざまな援助者が、そうした役目を担ってくれることもある。

踊子体験と愛着の修復

川端康成の作品のなかで、ことに幅広い人に親しまれている『伊豆の踊子』は、川端が抱えていた愛着障害の観点からすると、まさに傷ついた愛着を癒やす物語だとも言えるだろう。

当時、川端は上京して一高に入学したものの、周囲になじめずに苦悩していた。自己憐憫《れんびん》と自己嫌悪の狭間《はざま》で傷つきやすいプライドを抱えながら、そんな自分が嫌で、誰にも心を開くことができないという状況にあったのである。川端は、愛着する相手を失い、安全基地となる居場所も見いだせないまま、孤立感や疎外感に悩んでいたと言えるだろう。

そんな川端はある日、寮の誰にも行先を告げず、突破口を求めるように伊豆への旅に出た。そこで出会ったのが旅芸人の一行で、川端はそのなかの踊子に恋をするのである。一行と旅路をともにしながら、主人公は、心弾む、どこか童心に戻ったような体験を通して、自分が次第に受けいれられているのを感じる。

たとえばそれを象徴するやり取りは、次の有名な一節である。踊子が、主人公のことを連れに話す場面である。


「いい人ね」

「それはそう、いい人らしい」

「ほんとにいい人ね。いい人はいいね」

この物言いは単純で明けっ放しな響きを持っていた。感情の傾きをぽいと幼く投げ出して見せた声だった。私自身にも自分をいい人だと素直に感じることが出来た。晴れ晴れと眼を上げて明るい山々を眺めた。瞼の裏が微《かす》かに痛んだ。二十歳《はたち》の私は自分の性質が孤児根性で歪《ゆが》んでいると厳しい反省を重ね、その息苦しい憂鬱に堪え切れないで伊豆の旅に出て来ているのだった。だから、世間尋常の意味で自分がいい人に見えることは、言いようなく有難いのだった。山々の明るいのは下田の海が近づいたからだった。（川端康成『伊豆の踊子』）

愛着不安を抱えているにせよ、それを愛着回避によって守っているにせよ、愛着障害の人は、「自分が他人から受けいれてもらえる」と信じることができない。自分のようなものは誰にも愛してはもらえないだろう。自分のことさえ嫌っている自分など嫌われて当然だという、根源的な自己否定を抱えやすいのである。

人を信じることができるためには、自らの価値を肯定してもらえるという体験が重要なのである。「ほんとうにいい人ね。いい人はいいね」という純粋で、企《たく》まざる肯定ほど、川端が抱えている愛着の傷を癒やしてくれるものはないのである。それは、彼の自己否定が根源的なものであるのと同じくらい、無条件の根源的な肯定であるからだ。

伊豆の旅から戻った川端は、それまでの悶々とした生活に終止符を打ち、積極的に交友するようになり、社会的体験を広げていく。受けいれられ、価値を認められる体験が、回避的なスタイルの修正に寄与し、川端の脱皮の一つのきっかけとなったと言えるだろう。そして、八年後、『湯ヶ島での思い出』として綴《つづ》られていた文章のなかから、踊子との部分を結晶化させ、『伊豆の踊子』として完成させるのである。

ジャン・ジュネのような深刻な問題を抱えた人物の回復においても、このことは同じに思える。盗むことを自分のアイデンティティとしていたジャン・ジュネは、なぜ泥棒稼業から足を洗い、マイノリティのために戦う道に、彼の衝動を昇華することができたのか。二十年以上にもわたる常習的な窃盗癖を克服することは容易ではない。ジュネの天才を最初に見出したジャン・コクトーも、度重なる逮捕と入獄に、次第に愛想を尽かしていく。しかし、それでもジュネのことを見捨てない仲間もいた。彼らはラディカルな政治活動や同性愛者だったが、ジュネに振り回されながらも、彼のすべてを受け入れ、支え続けようとした。彼らが、ジュネの安全基地となっていたのである。

泥棒をやめてからも、ジュネはときどき、そうした親しい人から盗んだ。奇妙に思えるかもしれないが、ジュネは物欲をほとんどもたない人であった。彼は私腹を肥やすために、盗んでいたのではないのだ。仲間は、一種のコミュニケーションのようなものとして、それを受け止めた。盗癖さえ、彼を拒否する理由にはならなくなったとき、ジュネは泥棒をやめた。盗むという以外の関わりをもつことができるようになったとき、その必要性は薄らいでいったのである。

もう少しくだけた例を挙げれば、『タイガーマスク』というアニメの主人公伊達直人と孤児院「ちびっこハウス」の子どもたちの関係にも、それはあてはまるだろう。

自分も「ちびっこハウス」で育った伊達直人は、強くなりたいという一念で、悪役覆面レスラー「タイガーマスク」となるが、ちびっこハウスの子どもたちの前では、弱いが気の優しいお兄さんとして振る舞う。そして、子どもたちの純粋な親愛の情に救われた伊達直人こそタイガーマスクは、子どもたちの夢を叶《かな》えるために、掟《おきて》を破って、正義のレスラーとして生きていく試練の道を選ぶ。それは、子どもたちが寄せてくれる純粋な愛着が、守るべき絶対の価値となったからである。言い換えれば、誰も愛することも、信じることもなかった青年が、子どもたちとの関わり合いのなかで癒やされ、再び人を信じることができるようになったからである。それは、まさに愛着の修復が行われたということに他ならない。

ままごと遊びと子ども心の回復

川端康成が「自分には子ども心がわからないので、親になるのが恐い」と述べていることは先に触れたが、愛着障害を修復する一つの手立てとして、まさに川端のいう「子ども心」を取り戻すことが、鍵をにぎるように思える。

川端は二三歳のとき、カフェで女給をしていた伊藤初代という七歳年下の少女と出会う。初代は陽気にはしゃぐ明るい少女に見えたが、時折さびしげな表情を見せることがあった。実は初代も幼いころに母親と死に別れ、その後父親とも離別するという悲しい生い立ちを背負っていたのだ。自分と共通する身の上に共感したのだろう。あるいは、伊豆で出会った踊子の面影と重なったのか、川端はこの少女に執心するようになり、ついには結婚の約束まで交わす。

このころの心境を、川端は『南方の火』という作品のなかで吐露《とろ》している。彼が初代との間で思い描いていた結婚生活は、「夫となり妻となること」ではなく、「二人が二人とも子供になること」であり、「子供心で遊び戯れること」だったと。二人とも幼いころに家庭をうしない、「ほんとうの子供心で暮らしたことがない。だから二人で力を合わせてその埋もれた子供心を掘り出したかった」のである。

「子供らしい日々のなかったことがどんなに自分の心をゆがめていることか」と日ごろから

思い悩んでいた彼は、結婚でその痛手を癒やせると初めて自分の前に明るい人生の道が見えたような喜びを感じたのだった。

彼は幼い妻を子どものように遊ばせ、子ども心を味わわせてやり、彼自身にも子ども心を取り戻すことができると夢見ていたのである。二人は「夫となり妻となるには若過ぎるかもしれないが、子供になるには年とり過ぎているくらいだ」

川端は結婚生活に何を求めていたか。彼は意識的、無意識的に、自らの抱える愛着の傷を修復するにあたり、その格好の手がかりを、幼い少女とのままごと遊びのような生活が与えてくれるに違いないと、本能的に感じ取っていたのである。

幼い少女に執着を抱く、いわゆるロリータ・コンプレックスの男性は、ほぼ例外なく愛着障害を抱え、川端と同じように、満たされることなく失われた子ども時代を取り戻そうとしている。それは、傷ついた愛を修復する試みなのである。

『伊豆の踊子』の世界にも、やはり無垢《むく》な子ども時代へスリップバックする感覚が描かれているが、それが癒やしとして愛着の傷に作用するのである。

しかし、そうした試みは、しばしば幻影に終わる。初代への思いも、一通の手紙で夢と消えた。初代は、理由も明らかにしないまま、一方的に婚約破棄を告げ、姿をくらましたのである。

彼女もまた、心のうちに傷を秘め、愛着回避と愛着不安の混じった不安定な愛着スタイルを抱えていた。初代が何を感じ、何を求めていたかは、愛着の観点から見れば察しがつく。初代の抱えたトラウマは、恐らく性的なものであったのだろう。穢れた自分を、潔癖なまでに純粋な川端に愛してもらえるか不安だったに違いない。初代は川端が失望し、自分を嫌ってしまうのではないかと怖《おそ》れたのであろう。

さらに言えば、初代は、川端が本当に自分の庇護者となりうる存在か、試そうとしていたとも言える。しかし川端には、それを押し切るだけの迫力に欠けていた。初代は、川端の愛の本質を見抜いていたのかもしれない。川端のままごと遊びの夢と、初代の抱える靡爛《びらん》した傷の間には、埋めがたい距離があったのである。

遊びがもつ意味

しかし、川端の「子ども心の回復」という願望は、愛着障害を癒やす方途として、一つのヒントを与えている。実際、愛着障害を抱えた人は回復していく過程で、子ども心を取り戻すという段階を経験する。

ウィニコットやエリクソンのような、愛着障害を抱えたケースの治療の達人たちが、なぜ遊びや表現することを重視し、実際それが有用だったのか。その理由は、この点にもあるように思える。

漱石は、精神の不安定な時期に、よく絵を描いた。その出来映《ば》えは、はっきり言って稚拙であり、あれほどの才筆をふるった文豪も、画才には恵まれていなかったことを明かしている。それでも、とても熱心に描いたのは、それが心の安定に役立っていたからだ。小説を書くことによっても、解消しきれない何かを、非言語的な表現行為を行うことで、解消しようとしたのである。

子どものように甘えようとしたり、童謡や児童向けの本をしきりに求めることもある。放浪を繰り返した二十代の青年は、幼児向けの「めばえ」という雑誌を購読し、さらに、「よいこ」「幼稚園」「小学一年生」と進んでいくころには、安定を回復していった。その理由を青年は、「幼いころ、そういう雑誌を読ませてもらえなかったから」と、説明した。そして、何年か幼児向けの雑誌を買い続けた後には、「どんなものかわかったから、納得した気がする。もういいかなと思う」と語った。

人は子どものころに足りなかったものを補うことで、成長の偏りを自ら修正しようとするのだろう。そうした不足を知らずに育った者からみれば、そうした行為は、一見奇矯《ききょう》であったり、滑稽《こっけい》にさえ映るかもしれないが、そこにあるのは、そこはかとない悲しみや寂しさであり、満たされぬ思いなのである。それをできるだけ早い時期に満たしてやれば、ある程度取り戻すことも可能なのである。それが、間に合うぎりぎりのデッドラインが、青年期ということになるのだろう。

ただ、愛着回避の強いタイプと、愛着不安の強いタイプでは、安心の得方や癒やし方に大きな差があるように思える。愛着回避の強い川端にとって、中性的な子ども心の世界は、安心と癒やしを与えてくれる安全な避難場所となった。しかし、愛着不安の強い初代にとっては、それは、あいまいで、宙吊りにされたような、不安な境遇に過ぎなかっただろう。たとえ、二人が結婚していたとしても、そこではすれ違いが不可避であったように思える。

依存と自立のジレンマ

愛着障害を抱えた人が良くなっていく過程において、その傷が深いほど、自分を支えてくれる人に甘えようとする一方で、反抗的になったり困らせたりするのが目立つようになる時期がある。わざと無視したり、怒りを示したりすることもある。自分のことをもっと見てほしいと思い、相手の関心が十分に自分に向けられていないことに腹を立てる。そのくせ、自分の方から素直に甘えなくなり、つっけんどんな態度をとって、相手に不快な思いを味わわせようとしたりする。

この時期が、回復への過程において、もっとも重要な局面だと言える。このとき、支える側が腹を立てて、拒否的になったり、否定的な反応を返したりしたのでは、元の木阿弥《もくあみ》になってしまう。

この反抗する気持ちには、二つの段階がある。それは、支えてくれる人の愛情をもっと求めたいのにそれを我慢していることや、自分のことを振り返ってくれないことへの怒りに由来する段階と、もう少し成長して、支えてくれる人からの期待をうっとうしく感じ、距離をとろうとしている段階である。

ことに後者の段階は、依存している愛着対象から分離と自立を遂げていくという大きな課題に向き合っているときだと言える。このとき本人は、期待に背くことで見捨てられてしまうかもしれないという不安と、しかし、依存から脱して責任ある存在として自立したいという欲求との間で、ジレンマを感じている。そうしたアンビバレントな思いを乗り越えるためには、支える側が反抗することを許容し、受け止め、それに動揺せず、その気持ちを認めてやることが大事である。

しかし、親や恋人、パートナーなどの支える側自身が、愛着不安を抱え、克服できていない場合は、反抗されたり、距離をとろうとされたりすることが許容できない。「こんなにしてやったのに裏切られた」「恩を仇《あだ》で返された」という思いにとらわれてしまうのである。そうすると、否定的な態度となって現れたり、本人のいないところで悪口を言ったり、怒りの気持ちを口にしたりといった行動をとってしまうということも、実際に起きる。それでは、結局、傷ついた愛着を修復するどころか、もう一度傷つけてしまうことにもなりかねない。

その落とし穴に陥るか、真の回復に向かうかの境目は、この段階を乗り越えられるかどうかにかかっている。相手の反抗や離反も肯定的にとらえ、その根底にある気持ちを前向きに受け止める。そして、こちらの思い通りにならないことは、自立の証だと、むしろ祝福することなのである。

傷ついた体験を語り尽くす

愛着の傷を修復するためには、安全基地を確保し、子どものころの不足を取り戻したり、周囲に受けいれられるといった共感的、体験的なプロセスとは別に、もう一つのプロセスが必要である。それは言葉を介した、認知的なプロセスである。これらが並行して進むことによって、修復までのプロセスはより盤石《ばんじやく》なものになる。

子どものころに傷ついた体験は、たいてい心の隅に押しやられ、はっきり言語化されないまま、もやもやとした記憶として心に巣食っている。そうした言語化の不十分な情動的記憶というものが、その人の心や行動を無意識のうちに支配し、ネガティブな反応や感情の暴走、解離といったことを引き起こす原因になる。そのため、まず、そうした記憶を再び活性化することが必要である。

最初は、断片的にしか思い出せないが、それを少しずつ語るのを、支える側は共感しながら受け止めることである。嫌な出来事の記憶をたどりながら、そのときどんな思いであったかを、その人の言葉で語ってもらうことが重要である。訊ねられても、すぐには言葉にならないことも多い。なぜなら、まだ一度も言語化されることなく、ただ傷ついた思いだけが、悲しみや怒りといった強い情動とともに渾然一体となって、心のなかに膿《うみ》の詰まった袋のような病巣を作っているからである。

必要なのは、その膿を外へ出すことであり、そのためには、その時味わった思いを、ネガティブな情動とともに吐き出す必要がある。言語化する過程において、最初のうちは、「何とも思っていない」「気にしていない」といった、問題の存在自体を否認する場合もある。その段階を越えると、次は、否定的な感情ばかりが語られる段階に移行する。この段階では、傷つけられた怒りや悲しみを、恨みつらみを込めて叩きつけるように語り続ける。それは、傷が深ければ深いほど、傷を与えられた期間が長ければ長いほど、長期間続くことになる。その間、執拗なまでに否定的な感情が語られるが、そうすることが修復には必要なのである。

愛着障害の修復過程で、安全基地となる存在が重要であることは前に述べたが、それは、自分の生い立ちや傷ついた体験と向き合い、封印してきた過去を整理し、統合し直す作業に、そうした存在の立ち会いと媒介が不可欠だからでもある。

その作業は、友人や恋人を相手に行われることもあれば、パートナーの力を借りて行われることもある。否定的なことを一切言わず、丸ごと受け止めてくれる存在に、自分の身に起きたことを、味わってきた思いとともに語り尽くすことが重要なのである。

こうした作業が治療の一環として行われる場合には、主に専門家がその役割を担う。その人のなかでくすぶり続けていた一つ一つの事実を再発見し、それを大きな「物語」として、統合する作業をともに行うのである。ただ、専門家だからといって、必ずしもその役割をうまくこなせるとは限らない。見当違いな治療を行った結果、逆にどんどん悪化してしまうこともある。そもそも愛着障害やそこに由来するパーソナリティ障害から目をそむけず、きちんと治療しようという意欲と経験をもつ治療者や専門家はごく少数だからである。

その意味で、一生付き合う覚悟で、腹を据《す》えて、その人に関わろうとしている非専門家や家族の方が、愛着障害の修復という点では、大きな力となるだろう。実際パートナーや恋人が安全基地となって受け止めた結果、安定していくケースも多い。

逆に、安全基地とならない人がパートナーや恋人であった場合は、うつや心身症によって、心も体も次第に蝕まれていくということになりかねない。また、そうなったとき、スムーズに回復できるかどうかも、その人が安全基地をもっているかどうかに、大きく左右される。

夏目漱石の妻鏡子は、医師から政府高官となった人物の娘で、お嬢さん育ちだったために、家庭の切り盛りをかなり負担に感じた。そのうえ、夫の漱石は、家庭のことには非協力的で、泣いている子どもを宥《なだ》めるどころか、怒鳴りつけるという具合だった。漱石と一緒に熊本にいるときには、鏡子はすっかりうつになって、白川に飛び込んで死のうとしたこともあった。

鏡子は、しばしば悪妻の代表のように言われることも多いが、実際は、漱石の方にもかなり問題があったと言わざるを得ない。確かに、鏡子が、うつやヒステリーを病むことによって、漱石にとって、家庭がいっそう安全基地でなくなった観は否めないが、その後、漱石が神経衰弱にかかり、鏡子に出ていけと迫ったり、散々なことをしても、彼女は漱石のもとに留まり続けた。鏡子は、敵の正体が何かわからないままに、親に見捨てられ続けた漱石の愛着の傷と戦っていたとも言えるだろう。神経衰弱や胃潰瘍を繰り返しながらも、死の間際まで、自宅の書斎で生産的に仕事を続けられたのは、そこが不完全なものとはいえ、安全基地として機能していたからだろう。よく頑張って支えたと褒められてもよさそうなものだが、悪者にされてしまうところが、愛着障害を支えるということの難しさを物語っているのかもしれない。

結局、漱石が避難場所に求めたのは、表現することであった。漱石が創作を行うようになったのは、鏡子が自殺未遂をした熊本時代からであり、最初は俳句が中心だった。ロンドン留学のころには、盛んに英詩を書き、日本語では語るのが憚られる内なる思いを、自由に吐露するようになった。帰国後、しばらくしてから、創作の会に入ったことが契機となり、小説『吾輩は猫である』を通して自分の日常を描き、そこから作家漱石が誕生したのである。

書くという行為は、ある意味、愛着障害の自己治癒の試みと言えるかもしれない。

作家に、愛着障害を抱えた人が非常に多いという事実は、創作という行為が、愛着の傷を癒やそうとする、無意識の衝動に駆りたてられたものだからだろう。孤独にものを書くという試みは、すべてを受け止めてもらえる相手に語るという行為に比べれば、もっと不自由で、愛着の傷を解消することに、必ずしも成功するわけではない。だが、已《や》むに已まれない衝動のままに、作家というものは、書き続けるしかないのだろう。何を書いても許される原稿用紙という安全基地にすがるほかないのである。

ジュネの場合も、この作業は、まず創作という形で行われた。皮肉なことに、彼がもっとも旺盛に創作を行ったのは、刑務所にいる間であった。彼の創作活動は、まさに彼の人生の転機に行われ、人生を方向転換させるのに大きな役割を果たした。

それと同時に進められたのは、友人たちに自分の過去を語ることであった。ジュネがもっとも熱心にありのままの自分を吐露した一人は、親友といってもいい関係にあった哲学者サルトルであった。ジュネは、何時間も何時間も、自分の生い立ちや味わってきた思いについて赤裸々に語り続けたのである。サルトルは、その分析を『聖ジュネ』という作品にまとめ、ジュネ全集の長い序文にした。ジュネもそれを読み、少なからず衝撃を受けたという。それ以降、ジュネのなかにあった激しい何かが、別のものへと変わったことは、多くの人が認めるところである。

ある意味、小説家ジュネは、愛着障害の修復とともに、その天才的な創造力を失ったとも言えるのだが、逆に言えば、それは、果たすべき役割を終えたとも言えるだろう。

怒りが赦しに変わるとき

過去の傷と向かい合う段階を徹底的に進めていくと、ある時期から変化がみられるようになる。否定的なことばかりを語り尽くした後で、楽しかった経験や親（や養育者）が自分のために骨を折ってくれたことをふと思い出して、「そういえばこんなことがあった」と語ったりするようになるのだ。

そのころから次第に、親の否定的な面ばかりではなく、良かった面や愛情を受けたことにも向き合うようになる。「すべてが悪い」という全否定ではなく、悪い点や至らない点もあったが、親はそれなりに努力し、愛情を注いでくれたのだ、あるいは親もうまく愛せない事情を抱えていたのだということを、トータルな視点で受け止められるようになるのだ。

そのとき、親のことを憎んでいるのではなく、愛しているということに気づくこともある。親を愛し、求めているからこそ、憎む気持ちが生まれていたのだということを受けいれられるようになるのだ。そして、悲しみと怒りの物語から、愛と赦し、そして希望の物語へと転化され、それを一緒に受け止めてくれる存在と共有されることによって、その人を縛り付けていたとらわれは、次第に解消され、もっと現実的な力に変わっていく。

自分から、親を傷つけてきたことを謝りたいと思うようになったり、ここまで育ててくれたことに感謝の気持ちを伝えようとしたり、和解しようとすることも多い。

親の方も歩み寄ることができると、事態は劇的に好転し、安定化と真の自立へ向かって進み始める。この段階が、親から遠く離れたり、あるいは、親をなくしたりした後何年も経ってから、初めて訪れるという場合もある。もちろん親が生きているうちに和解ができれば、それはとても幸運なことで、その子に勇気と力をもたらすだろう。

親と和解できたとき、不思議と自分自身とも〝和解〟することができる。それまで、自分のことを過度に否定的に考えていたのが、自分を受けいれ、自信をもつことができるようになるのである。

親に対して否定的な見方や感情をもつことは、親が自分に対して否定的であったということの反映であり、それは、自ら自分を否定するということに結びついている。それは、単なる否定的な認知の問題というよりも、愛着を介した情動と結びついた問題であることにより、より強烈な支配力を及ぼしていたのである。

過去との和解

愛着障害を克服する過程として、「過去との和解」という段階が認められる。愛着対象へのネガティブなとらわれを脱し、自己肯定感を取り戻すためにも、この段階は非常に重要な意味をもつように思える。

自分を否定し、虐げていた親や自分に低い評価しか与えなかった親と、立場が逆転するという場合もある。

心理学者のエリクソンは、母親の再婚によって、医者である義父のもとで育てられた。成績がぱっとせず、大学に進学せず芸術系に進んだエリクソンは、義父から見ると不肖の息子であった。義父からも母親からも、いささか困り者扱いされていたのである。

そうした両親との関係が改善し始めるのは、非ユダヤ教徒である妻との結婚を、両親が快く認めてくれてからだった。それには、妻が容姿だけでなく、性格的にも魅力的な女性であったことも助けとなった。エリクソンは、すばらしい伴侶を得たことで、初めて両親から見直されたのである。

その後、義父との立場は次第に逆転していく。ドイツで開業医として成功していた義父は、ユダヤ人だったために、ナチスの台頭とともに仕事を制限され、ついには財産も捨てて、国外に退去を余儀なくされる。無一文同然となってパレスチナに移住した両親に、精神分析家として成功していたエリクソンは、仕送りをするようになったのである。経済的に負担ではあったが、彼にとってこのことは、否定されてきた過去を逆転するという心理的な意味をもっていたと言えよう。過去の否定的な体験を、恨みや仕返しという形で引きずるのではなく、前向きに乗り越えるということが、その人の人生に肯定的な意味を与え、真に幸福なものにするのに役立つように思える。

そうしたエリクソンの対応は、哲学者ショーペンハウアーが母親にとった態度と、正反対であった。ショーペンハウアーには、母親との確執があった。顔を合わせるたびに激しいケンカになるということを繰り返したあげく、彼は二十代半ばから、母親とはほとんど絶縁状態になった。ところが、母親は女流作家として類《たぐい》まれな成功を収め、ショーペンハウアーの苛立《いらだ》ちは募る一方だったが、その母親が次第に落ち目になって経済的苦境に陥ったとき、彼は復讐の機会を逃さなかった。助けを求めてきた母親の懇願を拒否したのである。

ショーペンハウアーは生涯独身で、孤独な人生を全うしたが、最期まで母親に対する恨みを忘れなかった。彼の後半生は、一切創造的なものを生み出すこともなかった。

義父と和解したクリントン

ビル・クリントンは、子どものころ、酒を飲んでは母親に暴力をふるう義父を憎み、「出て行け」と迫ったこともある。実際、一度は義父と母親の離婚が成立した。

だが、そのときクリントンは、義父の姓から母親の姓に戻ることを拒否した。反発を感じていた義父であったが、幼いころから、父親として一緒に過ごしてきた男に対して、クリントンは愛着をもっていたのだ。

クリントンがジョージタウン大学の学生だったとき、義父がガンにかかった。それも末期のガンだった。クリントンは毎週のように療養中の義父を見舞い、自分の夢を語った。彼は、オックスフォード大学に留学して、外交官から政治家になりたいと考えていたのだ。それに対して義父は、「お前ならできる」と言ってくれたのである。二人は心から和解し、義父に認められたクリントンは、彼の心を縛っていた、一つの大きなハードルを乗り越えることができたのである。

自信のない、冴《さ》えない存在だったビル少年が、輝くばかりの魅力と自信にあふれた存在に生まれ変わる過程において、義父との和解は重要な分岐点となったように思える。

スティーブ・ジョブズの場合――禅、旅、妹との邂逅

若いころのスティーブ・ジョブズは非常に多動で、反抗的で、戦闘的で、傍若無人《ぼうじゃくぶじん》であった。愛着障害を抱えた人の典型的な特徴を示していたと言えるだろう。

ジョブズは、損得に敏感だった。何も信じることができない彼が唯一信じたのは、利益だけだったのだ。彼にはビジネスの世界で大成功を収めるという野心があった。しかし、心のなかの空虚感や精神的な不安定さは、利益によっては満たされないものであった。

心の安定を求めたジョブズが、最初に頼るようになったのはドラッグだったが、やがて彼は、それに代わるものとして、東洋哲学に傾倒し始める。インドに放浪の旅に出かけたり、また、禅の導師のもとに足しげく通ったりした。インドでは大雨に遭い、鉄砲水に流されそうになって、死にかけたこともあった。

彼が禅の導師から体得したことの一つは、自分の心に浮かんだものに素直に従うということだった。彼の型破りの発想や追い詰められたときに発揮される閃《ひらめ》きの力は、このころの教えや体験が寄与しているのだろう。

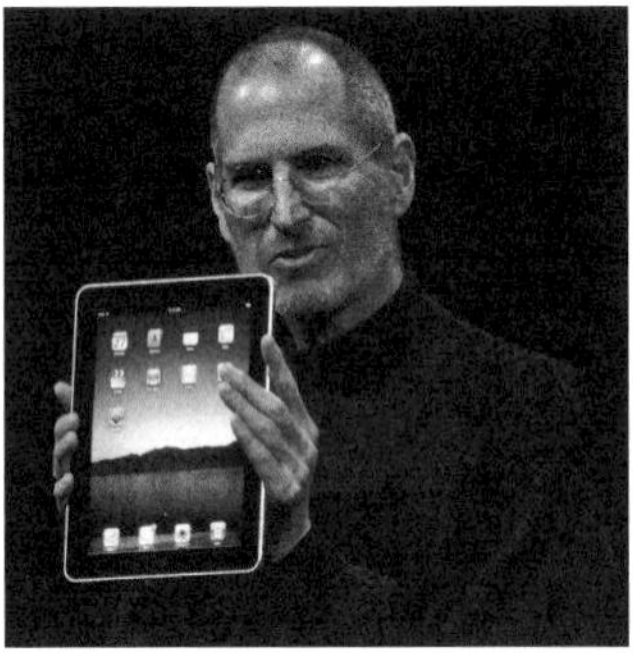

スティーブ・ジョブズ（写真提供：ロイター／アフロ）

禅の導師との関係は長く、アタリ社で働いていたころから、彼がいったんアップルを去ってネクスト社を起こした後まで続いた。こうした「師」との関係は、彼の愛着障害の克服に大いに役立ったはずだ。それは、父親的な存在との愛着関係を安定したものとしてもつことだからである。

また彼は、私立探偵を雇って実の親を探そうとした。自分のルーツを見つけることが、アイデンティティを確立するうえで、どうしても必要だと感じていたのだろう。しかし、なかなか手がかりは得られず、アップルで成功し億万長者になってからも、繰り返し調査を行わせた。諦めかけていたとき、妹が見つかったという情報がもたらされる。彼は自分に妹がいることさえ知らなかった。ジョブズは、その妹に会い、妹を介して、家族の事情を知ることになる。

実は、母親がジョブズを身ごもったとき、両親はまだ結婚しておらず、世間体を憚った二人は、生まれた彼を養子に出したのだ。

二年半後、妹が生まれたときには、両親は結婚していた。しかし、さらに十年後両親は離婚。母親は言語療法士の仕事をしながら妹を育て、大人になった妹は文芸雑誌で働いていた。彼は妹とすぐに打ち解けて、二人は「親友」になる。ジョブズは、妹によく電話をするようになり、妹を支えと感じるようになる。ジョブズは、禅の導師とともに、もう一つの「安全基地」を見出したのである。

これをきっかけにジョブズは、実の母親とも関わりをもつようになる。だが、その一方で、自分の養父母のことを、積極的に、自分の「親」だと周囲に主張するようになる。

理想化した「幻の親」を克服することで、「本当の親」を再発見し、親が与えてくれたものに感謝をする――ジョブズの心のなかにもそうしたプロセスが起きたのだろう。彼は育ての親との愛着を再確認するとともに、自分の過去と和解することができた。それによって、彼の愛着スタイルは、少しずつ安定化の方向に向かった。彼がアップルを追われるという事態を前向きに乗り越えることができたのも、その後、より魅力的な人格としてカリスマ性を発揮したのも、彼のなかでそうしたプロセスが進んでいたからであろう。

(3) 役割と責任をもつ

社会的、職業的役割の重要性

愛着障害を抱えた人がそれを克服するために、安定した愛着スタイルばかりを課題として追い求めることは、必ずしも得策でない。それよりも、自分がやるべき役割を担い、それを果たそうとして奮闘するうちに、まず周囲の人との関係が安定する。そうなることで、もっとも親密な人との愛着関係においても、次第に安定していくことも多いのである。

親密さをベースとする愛着関係というものは、距離がとりにくく、愛着障害を抱えた人にとっては、もっとも厄介で難易度の高いものである。その点、社会的な役割とか職業的な役割を中心とした関係は、親密さの問題を棚上げして結ぶこともできるし、仕事上の関わりと割り切ることもできる。そうした気楽さが、親密さへの心理的なプレッシャーを軽減し、気のおけない関係を生み出すことにもつながる。

このように、社会的役割、職業的役割という枠組みが、愛着不安や愛着回避のジレンマから、ある程度、守ってくれる。そうして、社会的、職業的役割を果たすなかで、対人関係の経験を積み、ほどよく親しい関係を増やしていくことは、愛着不安や愛着回避の克服に、またとない訓練の機会となるのである。

役割をもつこと、仕事をもつこと、親となって子どもをもつことは、その意味で、どれも愛着障害を乗り越えていくきっかけとなり得るのである。どんなに愛着回避が強く、人付き合いが苦手な人も、必要に駆られて関わりをもつようになれば、対人スキルが向上するとともに、人と一緒に何かをする楽しさも体験するようになるものである。愛着不安が強い人の場合、役割をもつことが、しばしば心の安定につながる。愛着行動にばかり神経を傾けることから救ってくれるのである。

否定的認知を脱する

愛着障害がある人の人生を困難なものにする重要な要因の一つに、否定的認知にとらわれやすいことが挙げられる。

愛着障害の人は、親から肯定的な評価を受けられなかったことが多く、それが他の人との関係にも尾を引き、自分に対して、あるいは周囲の人に対して、否定的な評価を抱きがちである。そしてそのことが、対人関係がうまくいかないことや、自分を活かせないことにつながる。

その意味で、愛着障害を克服する場合、否定的な認知を脱するということが、非常に重要になる。自分を支えてくれる人との関係も良くなり、改善のチャンスがどんどん膨《ふく》らんでいくのである。逆に否定的な認知が強いと、せっかく自分を支えてくれようとしている人に対して、否定的な反応をして傷つけてしまい、改善のチャンスの芽を摘むことになりかねない。

では、否定的な認知を脱するには、どうすればよいのだろうか。

大事なのは、どんな小さなことでもいいから、自分なりの役割をもち、それを果たしていくということである。自分にできること、自分の得意なこと、人が嫌がってやりたがらないことなど、何でもいいから思い切ってやってみることである。ただ、自分のためにやるというよりも、家族や周囲の人のためにもなれば、いっそう良い。それを続けていくことが、自己有用感を回復するきっかけになる。

その場合に大切なのは、すべきこととか義務といった、それまでその人を縛っていたものとは、いったん切り離して考えることである。学校や仕事のことで頑張れなくても、その人にできることは、ほかにもたくさんあるのだ。

もっと視野を広げて、まず気楽に取り組めることから始める。その過程で、自己否定感をある。

払拭し、「自分にもできることがある」という肯定的な気持ちを回復することが先決なのである。

また、否定的認知を脱するには、「全か無か」といった二分法的な認知ではなく、清濁《せいだく》併《あわ》せ呑んだ、統合的な認知がもてるようになることである。

すなわち、何か嫌なこと、思い通りにならないことがあった場合、それを徹底的に否定し、ネガティブな感情に過剰にとらわれてしまうのではなく、事態を冷静に受け止め、「そうなって良かったこともある」という、試練や苦痛からも前向きな意味を見出そうとする姿勢が必要なのである。

これは、ヴァリデーション（認証、承認）と呼ばれるもので、愛着障害をもつ本人も周囲も、絶えずそれをこころがけ、実践することで、次第に二分法的かつ否定的な認知を脱し、視点を切り替えることができるようになる。

ユーモアや頓智《とんち》といったものは、こうした発想の転換の産物である。高度なユーモアを操るのは難しいが、誰でもすぐにできるのは、「良いところ探し」をすることである。どんなにひどいことがあっても、それをすぐに否定するのではなく、「何か良いこともあるはずだ」という視点で考え、受け止めるのだ。その効果は、驚くほどだ。

どんな人に対しても、否定し続けていれば、ダメな方向に向かっていくし、良い所を見つけて肯定していれば、どんどん良い方向に成長していく。愛着障害を抱えた人に対しては、このことが特に重要になるのである。

自分が自分の「親」になる

親の保護や導きも期待できず、親代わりの存在も身近にいないという場合、愛着障害を克服するための究極の方法は、「自分が自分の親になる」ということである。

ある女性は、大学生のとき、何かに躓くとたんに自己嫌悪にとらわれ、落ち込んでしまう自分に気づいた。「なぜ、私はこんなにすぐ自分を否定してしまうのだろうか」と考え続けた末にたどり着いた結論は、親からいつも否定され虐待されて育ったことにあるのではないか、ということだった。

しかし、どうすれば、そんな自分を変えることができるだろう。その女性は、悩みぬいた末、ある決心をした。

親に期待するから裏切られてしまうのだ。親に認められたいと思うから、親に否定されることをつらく感じてしまうのだ。もうこれからは親に左右されるのはやめよう。あの人たちを親と思うのはやめよう。その代わりに、自分が自分の親になるのだ。自分が親として自分にどうアドバイスするかを考え、「自分の中の親」と相談しながら生きていこう――。その女性はそうすることで、自暴自棄な考えや否定的な気分に陥るのを避けようとしたのだ。

実際、その方法は、非常にうまくいった。理由のない自己嫌悪に陥ることがなくなり、常に前を向いて生きていけるようになったのである。不思議とチャンスが開けて来て、仕事でも対人関係でも認められるようになった。自分を振り返る習慣がついたことも、大きな助けとなったのである。

「自分が自分の親になる」という考えは、愛着の苦しみを知らない人には、突飛《とっぴ》なものに思えるだろう。しかし、親に認められないことで苦しんできた人、安全基地をもたない人には、心に訴えるものがあるはずだ。

前述のエリク・H・エリクソンが行ったのも、まさにこれであった。彼は、義父からもらった名前、ホンブルガーをミドル・ネームのHにして、エリクソンという名前を自分でつけたのである。エリクソンは「Ｅｒｉｃのｓｏｎ」、つまり「エリクの息子」という意味を含んでいる。彼もまた、自らが自らの親となることで愛着障害を克服し、真の意味で自立を遂げたのである。

人を育てる

愛着障害を克服していく過程でしばしば観察される現象の一つに、自分が親代わりとなって、後輩や若い人たちを育てる役割を担うということがある。

愛着障害の人は、いわば親にうまく育ててもらえなかった人である。それゆえ愛着障害を克服するには、誰かに親代わりになってもらい、育て直してもらうということになるのだが、実は、もう一つ方法がある。自分自身が「理想の親」となって、後輩や若い人たちを育てるという方法である。

たとえば、夏目漱石は、人付き合いこそ悪かったが、弟子になった若者たちとは熱心に関わりをもった。父親としては失格といってよい漱石も、門人《もんじん》に対しては、実に面倒見が良かったのだ。寺田寅彦、森田草平、小宮豊隆、鈴木三重吉らの門人も、そんな漱石を慕い集まってきた。バラバラに来られると仕事ができないというので、木曜日にまとめて会うことにしたから、その集まりは木曜会と呼ばれた。

森田草平が心中未遂事件を起こして社会から葬られそうになったとき、漱石は森田を自宅に匿《かくま》い、また作家としてやっていけるように、何かと便宜を図っている。他の門人にも、わが子に対するような心づかいを見せ、お金を貸すことも再々だった。その額がかなりのものとなったため、自分の生活に窮するほどだった。

漱石は、ある意味、門人たちの安全基地となっていたのである。それは漱石にとって負担にはなったが、しかし、そうした関わりのなかで、漱石は人間的に成長し、文豪の名にふさわしい境地に達するまでになったように思える。則天去私《そくてんきょし》という境地は、門人たちとの関わりなくしてはなかっただろう。

アイデンティティの獲得と自立

愛着障害を克服するということは、一人の人間として自立するということである。

ここでいう自立とは、独立独歩で人に頼らないという意味ではない。必要なときには人に頼ることができ、だからといって、相手に従属するのではなく、対等な人間関係をもつことができるということである。

自立のためには、周囲から自分の存在価値を認めてもらうということが必要になるし、それを得ることによって、自己有用感と自信をもち、人とのつながりのなかで自分の力を発揮することができる。それが、自分の関心や嗜好と近いものであれば、いっそう幸福であろう。

つまり自立の過程とは、自分が周囲に認められ受け入れられる過程であり、同時に、そうした自分に対して、「これでいいんだ」と納得する過程でもある。自立が成功するには、この両方のプロセスが、うまく絡みあいながら進んでいく必要がある。どちらか一方だけでは成り立たないのである。

愛着障害の人が、その過程で躓きやすい理由は容易に理解できるだろう。つまり、原点において、他者に受け入れられるということがうまくいかなかったのであり、同時に、自分を受け入れるということにも躓いたのである。自分にとって重要な他者に受け入れられるプロセスをもう一度やり直すとともに、自分を受け入れられるようになることで、初めて愛着障害の傷跡から回復し、自分らしいアイデンティティを手に入れ、本当の意味での自立を達成することができるのである。

愛着障害は、夫婦関係の維持や子育てに影響しやすいという特性をもつ。その結果、子どもにしわ寄せが来て、子ども自身の愛着の問題へとつながっていく可能性がある。そんな負の連鎖を断つためにも、自分のところで愛着障害を克服することが重要になる。

愛着障害を克服した人は、特有のオーラや輝きを放っている。その輝きは、悲しみを愛する喜びに変えてきたゆえの輝きであり強さに思える。そこに至るまでは容易な道のりではないが、試みる価値の十分ある道のりなのである。

おわりに——愛着を軽視してきた合理主義社会の破綻

　愛着障害は、多くの子どもだけでなく、大人にもひそんで、その行動を知らずしらず左右し、ときには自らを損なう危険な方向に、人生をゆがめている。その人のもつ愛着スタイルは、対人関係だけでなく、生き方の根本の部分を含む、さまざまな面に影響している。

　それほど重要な問題であるにもかかわらず、一般の人だけでなく、専門家の認識も非常に遅れており、むしろ、愛着の問題を軽視してきたとも言えるのである。そのことは、第二章の初めに提起した問題、すなわち、なぜ、手厚く子どもを育ててきたはずの現代社会で愛着障害をベースとする問題が増え続けるのか、ということにも関わってくる。

　遺伝的要因の関与はそもそも小さいうえに、短期間に変化する問題でもないから、当然その原因は、環境的なところに求められるが、その答えは、これまで述べてきたことから明らかだろう。この数十年、社会環境が、愛着を守るよりも、それを軽視し、損なう方向に変化してきたということに尽きるのである。

その変化は、さまざまなレベルで起きている。もっとも重要なのは、母子の絆を脅かすものであり、さらには、家族、学校、友人関係、職場といったレベルにおいても、医療や福祉といった支援を必要としている人間を支える領域においてさえも、愛着という要素は、効率主義に反するものとして、ないがしろにされ続けてきたのである。合理的な考え方からすると、古臭く、本能的で、原始的とも言える仕組みは、もっと効率的で、近代的な仕組みに取って代わられるべきものとみなされたのだ。

だが、それはちょうど、邪魔になる根っこは切り取って、幹や葉だけがあればいい、と考えるようなものだ。効率的な社会において、人間の根幹である愛着というベースが切り崩されることによって、社会の絆が崩壊するだけでなく、個々の人間も生きていくのに困難を抱えやすくなっているということなのである。

結局、合理主義に基づく社会の再構築は、みごとに失敗し、もっとも致命的な破綻を来しているのである。その失敗を引きずりながら、もがいているのが、われわれの現状と言えるだろう。その状況を変えていくためには、愛着という原点から、もう一度社会を作り直していく必要があるだろう。

東日本大震災とその後起きた福島第一原発の事故により、わが国はいま戦後最大の国家的危機を迎え、社会経済の新たな構築を迫られている。この危急存亡のピンチは、社会をもう一度原点から見つめ直し、人々の幸福を育み、守ることのできる社会の仕組みを作り直す、またとないチャンスでもある。もちろん、システムをいじれば、それで失われたものが取り戻せるという簡単なものではない。失われた社会の絆を回復させていくには、長い時間とたゆまない努力が必要だからである。その一歩は、まず我々自身の身近なところから始めねばならない。

筆を擱《お》くにあたって、この度の震災で犠牲となられた方々のご冥福《めいふく》をお祈りするとともに、被災された方々が一日も早く元気な生活を取り戻すことを切願してやまない。

最後に、本書の執筆に際して、一方ならぬご助力を頂いた光文社新書編集長の森岡純一氏に、感謝の意を記したい。

二〇一一年八月　　岡田尊司

愛着スタイル診断テスト

判定方法

A、B、Cの合計得点は、それぞれ「安定型愛着スコア」、「不安型愛着スコア」、「回避型愛着スコア」です。

まず、どのスコアがもっとも高かったかに着目してください。それが、あなたの基本的な愛着スタイルだと考えられます。ことに15点以上の場合には、その傾向が非常に強く、10点以上の場合には強いと判定されます。

次に、二番目に高いスコアにも注意してください。5点以上ある場合、その傾向も、無視しがたい要素となっていると言えます。

それらを総合的に踏まえて、各愛着スタイルの判定基準と特徴を示したのが、下の表です。

なお、≫の記号は、「非常に大なり」の意味ですが、ここでは、5ポイント以上の差を判定の目安と考えてください。

各愛着スタイルの判定基準と特徴

愛着スタイル	判定基準	特　徴
安定型	安定型スコア≫不安型、回避型スコア	愛着不安、愛着回避とも低く、もっとも安定したタイプ
安定─不安型	安定型スコア＞不安型スコア≧5	愛着不安の傾向がみられるが、全体には安定したタイプ
安定─回避型	安定型スコア＞回避型スコア≧5	愛着回避の傾向がみられるが、全体には安定したタイプ
不安型	不安型スコア≫安定型、回避型スコア	愛着不安が強く、対人関係に敏感なタイプ
不安─安定型	不安型スコア≧安定型スコア≧5	愛着不安が強いが、ある程度適応力があるタイプ
回避型	回避型スコア≫安定、不安型スコア	愛着回避が強く、親密な関係になりにくいタイプ
回避─安定型	回避型スコア≧安定型スコア≧5	愛着回避が強いが、ある程度適応力があるタイプ
恐れ─回避型	不安型、回避型スコア≫安定型スコア	愛着不安、愛着回避とも強く、傷つくことに敏感で、疑り深くなりやすいタイプ

18			1	
19			1	
20			2	
21			2	
22		2	1	
23		2	1	
24		2	1	
25		2	1	
26				2
27				2
28				1
29				1
30				1
31				1
32				1
33				1
34				1
35				1
36				2
37				2
38		2	1	
39		1		2
40		1		2
41				1
42			1	2
43			2	1
44			2	1
45				2
合計				

44. あなたにとって、仕事や学業と、恋愛や対人関係のどちらが重要ですか。
①仕事や学業　②恋愛や対人関係　③どちらとも言えない
45. あなたが傷ついたり、落ち込んでいるとき、他の人になぐさめてもらったり、話を聞いてもらうことは、どれくらい大事ですか。
①とても重要である　②あまり重要でない　③どちらとも言えない

集計の方法

各質問に対する回答を、下記の表の回答番号の欄にご記入ください。質問番号と回答番号がずれないようにご注意ください。回答番号と一致する番号が、右側のA、B、Cの欄にあれば、それを○で囲んでください。その作業が終わったら、A、B、Cごとに、○を囲んだものがいくつあったかを数えて、一番下の合計欄に記入してください。

質問番号	回答番号	A	B	C
1		1		
2		1		2
3		1		
4		1		
5		2		
6		2		
7		2		
8		2		
9		2		
10		1	2	
11		1	2	
12		1	2	
13		1	2	
14			1	
15			1	
16			1	
17			1	

27. 親しい対人関係は、あなたにとって重要ですか。
①とても重要である　②それほど重要でない　③どちらとも言えない
28. いつも冷静でクールな方ですか
①はい　②いいえ　③どちらとも言えない
29. べたべたした付き合いは、苦手ですか
①はい　②いいえ　③どちらとも言えない
30. 関わりのあった人と別れても、すぐ忘れる方ですか
①はい　②いいえ　③どちらとも言えない
31. 人付き合いより、自分の世界が大切ですか。
①はい　②いいえ　③どちらとも言えない
32. 自分の力だけが頼りだと思いますか。
①はい　②いいえ　③どちらとも言えない
33. 昔のことはあまり懐かしいと思いませんか。
①はい　②いいえ　③どちらとも言えない
34. あまり感情を表情に出さない方ですか。
①はい　②いいえ　③どちらとも言えない
35. 恋人や配偶者にも、プライバシーは冒されたくないですか。
①はい　②いいえ　③どちらとも言えない
36. 親しい人と肌が触れ合ったり、抱擁したりするスキンシップをとることを好みますか。それとも、あまり好みませんか。
①好む方だ　②あまり好まない　③どちらとも言えない
37. 幼いころのことをよく覚えている方ですか。それとも、あまり記憶がない方ですか。
①よく覚えている　②あまり記憶がない　③どちらとも言えない
38. 親しい人といるときにも、気を遣ってしまう方ですか。
①はい　②いいえ　③どちらとも言えない
39. 困っているとき、他人は親切に助けてくれるものだと思いますか。
①はい　②いいえ　③どちらとも言えない
40. 他人の善意に気軽にすがる方ですか。
①はい　②いいえ　③どちらとも言えない
41. 失敗を恐れて、チャレンジを避けてしまうことがありますか。
①はい　②いいえ　③どちらとも言えない
42. 人と別れるとき、とても悲しく感じたり、動揺する方ですか。
①はい　②いいえ　③どちらとも言えない
43. 他人に煩わされず、一人で自由に生きていくのが好きですか。
①はい　②いいえ　③どちらとも言えない

13. そばにいなくなっても、一人の人のことを長く思い続ける方ですか。それとも、次の人をすぐ求めてしまう方ですか。
①一人のことを思い続ける方だ　②次の人を求めてしまう方だ
③どちらとも言えない

II

14. 好き嫌いが激しい方ですか。
①はい　②いいえ　③どちらとも言えない
15. とてもいい人だと思っていたのに、幻滅したり、嫌いになったりすることがありますか。
①よくある　②あまりない　③どちらとも言えない
16. よくイライラしたり、落ち込んだりする方ですか。
①よくある　②あまりない　③どちらとも言えない
17. 自分にはあまり取り柄がないと思うことがありますか。
①よくある　②あまりない　③どちらとも言えない
18. 拒絶されるのではないかと、不安になることがありますか。
①よくある　②あまりない　③どちらとも言えない
19. 良いところより、悪いところの方が気になってしまいますか。
①はい　②いいえ　③どちらとも言えない
20. 自分に自信がある方ですか。
①はい　②いいえ　③どちらとも言えない
21. 人に頼らずに、決断したり行動したりできる方ですか。
①はい　②いいえ　③どちらとも言えない
22. 自分はあまり人から愛されない存在だと思いますか。
①はい　②いいえ　③どちらとも言えない
23. 何か嫌なことがあると、引きずってしまう方ですか。
①はい　②いいえ　③どちらとも言えない
24. あなたの親(養育者)から､よく傷つけられるようなことをされましたか。
①はい　②いいえ　③どちらとも言えない
25. あなたの親(養育者)に対して、怒りや恨みを感じることがありますか。
①はい　②いいえ　③どちらとも言えない

III

26. つらいときに、身近な人に接触を求める方ですか。それとも、つらいときほど、接触を求めようとしなくなる方ですか。
①接触を求める　②接触を求めない　③どちらとも言えない

愛着スタイル診断テスト

下記の質問に対し、過去数年間のご自分の傾向を思い浮かべながら、もっとも当てはまる選択肢を選んでください。ただし、「どちらとも言えない」が多くなりすぎますと、検査の感度は低下してしまいますので、ご注意ください。

I

1．積極的に新しいことをしたり、新しい場所に出かけたり、新しい人に会ったりする方ですか。
　①はい　②いいえ　③どちらとも言えない
2．誰とでもすぐに打ち解けたり、くつろげる方ですか。
　①はい　②いいえ　③どちらとも言えない
3．もし困ったことがあっても、どうにかなると楽観的に考える方ですか。
　①はい　②いいえ　③どちらとも言えない
4．親しい友人や知人のことを心から信頼する方ですか。
　①はい　②いいえ　③どちらとも言えない
5．人を責めたり、攻撃的になりやすいところがありますか。
　①はい　②いいえ　③どちらとも言えない
6．今まで経験のないことをするとき、不安を感じやすい方ですか。
　①はい　②いいえ　③どちらとも言えない
7．あなたの親(養育者)は、あなたに対して冷淡なところがありましたか。
　①はい　②いいえ　③どちらとも言えない
8．人はいざというとき、裏切ったり、当てにならなかったりするものだと思いますか。
　①はい　②いいえ　③どちらとも言えない
9．あなたの親(養育者)は、あなたを評価してくれるよりも、批判的ですか。
　①はい　②いいえ　③どちらとも言えない
10．子どものころの思い出は、楽しいことの方が多いですか。
　①はい　②いいえ　③どちらとも言えない
11．あなたの親(養育者)に対して、とても感謝していますか。
　①はい　②いいえ　③どちらとも言えない
12．つらいことがあったとき、親や家族のことを思い出すと、気持ちが落ち着きますか。
　①はい　②いいえ　③どちらとも言えない

主な参考文献

『DSM-Ⅳ-TR　精神疾患の診断・統計マニュアル新訂版』髙橋三郎、大野裕、染矢俊幸訳　医学書院　2004
『愛着と愛着障害』V・プライア、D・グレイサー著　加藤和生監訳　北大路書房　2008
『成人のアタッチメント　理論・研究・臨床』W・スティーヴン・ロールズ、ジェフリー・A・シンプソン著　遠藤利彦他監訳　北大路書房　2008
『母子関係の理論』新版Ⅰ・Ⅱ・Ⅲ　J・ボウルビィ著　黒田実郎ほか訳　岩崎学術出版社　1991
『母と子のアタッチメント　心の安全基地』J・ボウルビィ著　二木武監訳　医歯薬出版　1993
『愛着障害と修復的愛着療法』テリー・M・リヴィー、マイケル・オーランズ著　藤岡孝志、ATH研究会訳　ミネルヴァ書房　2005
『漱石とその時代』第一～第五部　江藤淳　新潮選書
『道草』夏目漱石　新潮文庫　1951
『硝子戸の中』夏目漱石　新潮文庫　1952
『新樹の言葉』太宰治　新潮文庫　1982
『太宰治集』新潮日本文学35　新潮社　1969
『赤光』斎藤茂吉　短歌新聞社　2005
『川端康成　美しい日本の私』大久保喬樹　ミネルヴァ書房　2004
『種田山頭火　うしろすがたのしぐれてゆくか』村上護　ミネルヴァ書房　2006
『谷崎潤一郎伝　堂々たる人生』小谷野敦　中央公論新社　2006
『シック・マザー　心を病んだ母親とその子どもたち』岡田尊司　筑摩選書　2011
『告白録』上・中・下　ジャン・ジャック・ルソー著　井上究一郎訳　新潮文庫　1958
『並はずれた生涯　アーネスト・ヘミングウェイ』デービッド・サンディソン著　三谷眸訳　産調出版　2000
『母が教えてくれた歌　マーロン・ブランド自伝』マーロン・ブランド、ロバート・リンゼイ著　内藤誠、雨海弘美訳　角川書店　1995
『ヒラリーとビルの物語』ゲイル・シーヒー著　櫻井よしこ訳　飛鳥新社　2000
『ジュネ伝』上・下　エドマンド・ホワイト著　鵜飼哲他訳　河出書房新社　2003
『キブツ　その素顔　大地に帰ったユダヤ人の記録』アミア・リブリッヒ著　樋口範子訳　ミルトス　1993
『ミヒャエル・エンデ　物語の始まり』ペーター・ボカリウス著　子安美知子訳　朝日選書　1995
『マイ・ドリーム　バラク・オバマ自伝』バラク・オバマ著　白倉三紀子、木内裕也訳　ダイヤモンド社　2007
"Handbook of Attachment: Theory, Research and Clinical Applications." Edited by J. Cassidy and P. shaver, The Guilford Press, 1999
Mario Mikulincer & Phillip R. Shaver, "Attachment in adulthood; structure, Dynamics, and Change", The Guilford Press, 2007
F. Robert Rodman, "Winnicott life and work", Da Capo Press, 2003
Caspers, K., Yucuis, R., Troutman, B., Arndt, S., Langbehn, D., "A sibling adoption study of adult attachment: The influence of shared environment on attachment states of mind." Attach Hum Dev. 9(4):375-391, 2007
Caspers, K. M., Paradiso, S., Yucuis, R., Troutman, B., Arndt, S. & Philibert, R., "Association between the serotonin transporter promoter polymorphism (5-HTTLPR) and adult unresolved attachment." Dev Psychol. 45(1):64-76, 2009

岡田尊司（おかだたかし）

1960年香川県生まれ。精神科医、作家。東京大学文学部哲学科中退、京都大学医学部卒、同大学院にて研究に従事するとともに、京都医療少年院、京都府立洛南病院などで困難な課題を抱えた若者に向かい合う。現在、岡田クリニック院長（枚方市）。日本心理教育センター顧問。著書に『愛着障害』『回避性愛着障害』『愛着障害の克服』『死に至る病』『不安型愛着スタイル』（以上、光文社新書）、『母という病』『父という病』（以上、ポプラ新書）、『夫婦という病』（河出文庫）、『マインド・コントロール 増補改訂版』（文春新書）、『パーソナリティ障害』（PHP新書）、『アスペルガー症候群』『境界性パーソナリティ障害』（以上、幻冬舎新書）など多数。小笠原慧のペンネームで小説家としても活動し、『DZ』『手のひらの蝶』『風の音が聞こえませんか』（以上、角川文庫）、『サバイバー・ミッション』（文春文庫）などの作品がある。

愛着障害《あいちゃくしょうがい》 子《こ》ども時代《じだい》を引《ひ》きずる人々《ひとびと》

2011年9月20日初版1刷発行
2025年6月5日　41刷発行

著　者 ―― 岡田尊司
発行者 ―― 三宅貴久
装　幀 ―― アラン・チャン
印刷所 ―― 堀内印刷
製本所 ―― ナショナル製本
発行所 ―― 株式会社光文社
東京都文京区音羽1-16-6（〒112-8011）
https://www.kobunsha.com/
電　話 ―― 編集部03（5395）8289　書籍販売部03（5395）8116
制作部03（5395）8125
メール ―― sinsyo@kobunsha.com

 ISBN 978-4-334-03643-0

522
「意識の量」を増やせ！
齋藤孝

悩む前に、意識を増やしてまわりに向けてみよう。「ここがダメだったんだ」と気づくはず。生きていくための「社会力」「仕事力」を身につける意識増量トレーニングを紹介。

978-4-334-03625-6

523
孫正義　リーダーのための意思決定の極意
ソフトバンクアカデミア特別講義

経営の現場で実際にあった状況を元にした三〇の質問に答え、孫正義氏のリーダーとしての意思決定プロセスを学ぶ。また、意思決定の背後にある「孫の二乗の兵法」も孫氏自ら解説。

978-4-334-03626-3

524
出世するなら会社法
佐藤孝幸

役員報酬の決まり方、敵対的買収の防衛策、倒産後の手続きなど、話題のテーマは全て会社法に関係する。条文暗記は不要、これ一冊で要点がつかめ、デキる人たちへの仲間入り！

978-4-334-03627-0

525
1秒もムダに生きない
時間の上手な使い方
岩田健太郎

なぜ岩田先生は、超多忙でもテンパらないのですか⁉――注目の医師が教える「本当の意味で時間を上手に使うための考え方」とは。限りある時間を削り取り、慈しみながら生きるコツ。

978-4-334-03628-7

526
政治学
新書で大学の教養科目をモノにする
浅羽通明

かつての公務員試験対策の名テキストが、新書で復活！〝流れ〟で学べる構成で、理解のキモとなる要点をコンパクトに整理。これ一冊で一般教養レベルの知識が身につく！

978-4-334-03629-4

527
経営戦略の教科書
遠藤功

早稲田大学ビジネススクール学生満足度№1の白熱講義を初公開！　日産、コマツ、アサヒビール、セコムなど生きた事例を紹介しつつ「経営戦略とは生き物」との主張を展開する。

978-4-334-03630-0

528
会話は「最初のひと言」が9割
向谷匡史

会話において最も重要なのは、優れた話術でも笑いのネタでもなく、的を射た「最初のひと言」だ！　各界のトップたちに取材を続けてきた著者が〝最強のひと言〟を伝授する。

978-4-334-03631-7

529
精神医療に葬られた人びと
潜入ルポ　社会的入院
織田淳太郎

ノンフィクション作家である著者が、ある精神科病院の「長期療養型」病棟への入院体験をもとに、二十万人とも言われる「社会的入院」の内実を初めて明るみに出す。

978-4-334-03632-4

530
ニッポンの国境
西牟田靖

近年、諸外国との間で続く「領土問題」が日本の新たなリスクとなりつつある。北方領土、竹島、尖閣諸島で何が起きているのか。貴重な現地ルポを交え、その原因と真相に迫る。

978-4-334-03633-1

531
ジャズと言えばピアノトリオ
杉田宏樹

ピアノ・ベース・ドラムスからなるピアノトリオは、まさに「最小のオーケストラ」。本書は、そんなピアノトリオの魅力と聴く醍醐味を、著者おすすめのCDとともに紹介する。

978-4-334-03634-8

532
公務員試験のカラクリ
大原 瞠《みはる》

試験の難しさと独特のクセから特別な対策が必要で、一般の「シューカツ」とは両立しえない公務員試験の世界を解説。長年受験指導をしてきた著者独自の試験突破のコツも紹介。

978-4-334-03635-5

533
人は上司になるとバカになる
菊原智明

なぜ優秀な先輩、気さくな先輩が、昇進したとたんにイヤな上司に変貌するのか？ その秘密を、彼らへの対処法と共に解き明かす。東レ経営研究所特別顧問・佐々木常夫氏推薦！

978-4-334-03636-2

534
内科医が教える 放射能に負けない体の作り方
土井里紗

放射性物質による低線量被曝、内部被曝の影響をできるだけ少なくするには…？ 食事法、栄養療法、生活習慣、デトックス法など、日常的に実践可能な具体的対策を紹介する。

978-4-334-03637-9

535
ふしぎなふしぎな子どもの物語
ひこ・田中

テレビゲームから、テレビヒーローもの、アニメ、マンガ、児童文学まで、「子どもの物語」を串刺しにして読み解く試み。そこから見えてきた「子どもの物語」の変化とは？

978-4-334-03638-6

536
世界最高のピアニスト
許光俊

心を動かす演奏って何？ 美しい音って何？ まずは聴いてみよう。20世紀以降の名ピアニストたちの演奏を、感じ、悦び、楽しむためのクラシック案内。名演CDリストつき。

978-4-334-03639-3

537
専門医が教える
がんで死なない生き方
中川恵一

Dr.中川が〝がんは遺伝〟〝がん家系〟といった誤解を解き、予防法から治療まで徹底解説。多くの専門医からのアドバイスや放射線の疑問に答えるコラムも充実。〝使える〟一冊。

978-4-334-03640-9

538
「銅メダル英語」をめざせ！
発想を変えれば今すぐ話せる
林則行

英語の成績最下位の著者がトップになり、MBA留学を成功させ、世界で活躍する国際金融マンになった最短・最速の実践的上達法を大公開。本邦初、英語嫌いが書いた英語の本。

978-4-334-03641-6

539
宇宙のダークエネルギー
「未知なる力」の謎を解く
土居守　松原隆彦

宇宙の真の姿とは？　最新の宇宙論と天文学が問いかける謎が、いま、大きな注目を集めている。宇宙とは、いかなる存在なのか――。理論と観測の両面から迫る、刺激的な一冊。

978-4-334-03642-3

540
愛着障害
子ども時代を引きずる人々
岡田尊司

いま多くの人が、愛着の問題を抱えている！　人格形成の土台ともいうべき「愛着」を軸に、生きづらさやうつ、依存症などの問題を克服するうえで、新しい知見を提供する。

978-4-334-03643-0

541
もうダマされないための「科学」講義
菊池誠　松永和紀
伊勢田哲治　平川秀幸
飯田泰之＋ＳＹＮＯＤＯＳ編

科学とはなにか？　科学と科学でないものの間は？　科学を上手に使うには？――学校が教えてくれない、科学的な考え方を、稀代の論客たちが講義形式でわかりやすく解説。

978-4-334-03644-7